看護と思索

細川 順子

すぴか書房

Japanese Title：Kango to Shisaku

(Nursing and Thinking)

Author：Junko HOSOKAWA

©1st ed. 2025

Spica-shobau Publishing Co.

Rainbow-plaza602,2-6,Honchō,Wakō-shi

Saitama,351-0114,Japan

目　次

● **プロローグ**——学生からもらった宿題 …… 9

I　看護と科学 ——————————— 21

事例研究とエビデンス ……………………… 23

自然体が理想 ………………………………… 26

なんのために事実を書くのか　29

科学的な研究の限界 ………………………… 31

伝えられない「至福の体験」　32

ある学生の卒業研究——当たりまえの結論に 至るまでの気づきと感動 ………………………… 36

研究指導の助言はどうあるべきか　40

客観的認識（結果）と主観的認識（結論）　41

感動——人間を動かす力　42

科学を学ぶ意味——自由になるための不自由 … 45

コントロールされた自然と普通の自然　46

本質を知るには　47

科学のウソ ……………………………………… 49

真実の保証 ……………………………………… 51

報道が追求すべき真実　51

臨床における望ましい態度と判断　53

クリティカルシンキング …………………… 55
考えることで自分と出会う　55

科学の非人間化を防ぐ科学的な態度 ………… 61

科学的に生きる …………………………… 65

心理療法は科学であるか（河合隼雄）………… 69
人間の科学　71

正しい看護と、より良い看護 ………………… 73
新たな疑念　74
科学への痛切な問い　75
科学がすべてではない　76
最善を目指す実践　79

看護技術について ………………………… 81
実践の科学──言うは易く行なうは難し　81
基礎看護技術と看護実践の技術　82
効果のプラスアルファ　83
人間の心が介在する看護技術の矛盾　84
看護ロボット化の時代　87

テクノロジーの進歩と看護 ………………… 90
内面の葛藤を隠す仮面　90
患者を動かす力　91
ターミナルケアからの問い　94
テクノロジーは万能か？　96
名人はいらない？　97

看護には未だ科学に非ざる領域がある ……… 99

科学と非・未科学　99

問いを発する心　100

II　疎外される人間 ——————————101

目を向けなければ問題にならない ………… 103

確かな知識から生じる無知 ………………… 105

全体をほのかに照らす月明かり　105

看護診断のジレンマ　106

病状ばかりに目が行っていた　107

寺田寅彦「科学者とあたま」　109

ビギナーズラックが意味するもの　111

思う力　112

マニュアルと人間 …………………………… 115

マニュアルによる操作がもたらすもの　115

情報収集と会話　116

マニュアル的な対応　119

医療難民——マニュアルには載らない人間 …… 124

納得のいかない「異常なし」　124

疾患に固有ではなく、患者個人に固有の問題　127

名医の条件　128

「お任せします」の真意　130

「辻褄が合わない」症状・訴え　131

「正しさ」による人間疎外 ………………… 134

離床訓練を嫌がる患者　134

不安のケアに標準はあるか？　136

看護診断の功罪　138

問題指向と看護教育の盲点 ……………………… 139

経験知にもとづく助言　139

その人個人に対する関心の喪失　140

「普通の看護」ができない　141

Ⅲ　看護師になるための教育 ——————— 143

アイデンティティ・クライシス ………………… 145

教師と喜びを分かち合えなかった学生　146

ロールモデルの重要性　148

不信を晴らさない「謝罪」の罪　149

「わかってもらえない」不安 ……………………… 151

あるがままの自分を受け入れる …………… 154

患者の不満に対応できない　154

排泄物の扱いを嫌がる気持ち　156

Ⅳ　看護とケアリング ——————————— 159

計画してはいけないこと ……………………… 161

「人間的な看護」の方法は定式化できない … 164

人間が人間を看護するという原点　165

科学も理論も、使いようによっては　166

リスクがなくなることはない　168

私が「背離」に気づかなかった理由　170

事例に頼ることの限界——ケアリングのわかり方
……………………………………………………… 172

「当たりまえ」の実証　172

目 次

　　問題意識の共有──「わかられる」ための条件　173
　　事例重視≠理論軽視　175
　　車の両輪　176
　　「‥‥とは何か」という問いの意味　177
　　教育方法の追求　179

「よい看護」の主体的実践 ……………………… 182

　　ケアリングの根拠　182
　　主観対主観の応答　183
　　ジレンマにおけるケアリングの実践　184

「第三の科学」としての看護学 ……………… 186

　　ゲーリー・ロルフ『看護実践のアポリア：D・
　　　　　　　ショーン《省察的実践論》の挑戦』　186
　　「唯一の事例」の科学性　188
　　人間の共感能力　190
　　直観的な知識と試行的理論　190
　　臨機応変と「実験」　192
　　一筋の希望　194

私の方法──省察的実践（ショーン）との違い …… 196

　　相手の納得と同意　196
　　主観世界の再帰的形成　197

最善の看護法──意図と気づかい ………………… 199

　　意 図　199
　　定義の検討　200
　　その人らしさの具現　202
　　「気づかい」に根ざす「気がかり」　203

ケアリングに時間をかける余裕はない？… 205

　　併用する──分業できない　205

7

業務の変化と「看護ができない」悩み　206

看護師自身の内在的な課題　208

V　人間の真実 ———————— 211

『永山則夫──封印された鑑定記録』を読んで

··· 213

真実追求の営為　213

意味のある「おせっかい」　215

意味のある縁　217

石川医師が鑑定を引き受けるまで　219

本心を引き出す対話　220

審理に生かされなかった鑑定書　222

被鑑定人による否定　224

死刑執行　225

永山の手元に最後まで残されていた鑑定書　225

「なぜ?」と直接尋ねてほしかった　228

何にも替え難い力　230

● エピローグ ················ 233

補遺-1　236　　補遺-2　238

あとがき　240　　謝辞　244

プロローグ——学生からもらった宿題

　押し入れの荷物を整理していた時、見覚えのある段ボール箱が出てきた。

　在職中★私は「気がかり」に思うことがよくあった。その時の私にとって意味があることだから気にかかるのであり、それは教育や看護に関わる大切なことが多い。その都度けじめ（自分なりの納得）をつけるように心掛けているが、複雑で簡単に答えが出そうにない場合や余裕がなくて落ち着いて考えられない場合は保留にする。しかし、その時は改めて見直すつもりでいても、いつの間にか忘れてしまうことが多かった。それでは無かったことになってしまうことに気づいて、せめて「宿題」として残しておこうと思った。以来、何か気にかかることがあるとフィールドノートに書きとめ、あるいは関連する資料をコピーしたりして、それと決めた段ボール箱に放り込んだ。その「宿題」の資料が詰まった段ボール箱である。

　箱をひっくり返すと、看護教員時代の講義用のレジュメ、学生の実習記録とプロセスレコードのコピー、担当した演習や講義に関する学生の感想文、卒業生の"寄せ書き"や手紙、等々たくさん出てきた。病院の臨床で勤務していた当時のスタッフとの交流のために設けた"落書き帳"や、患者とのかかわりを記したフィールドノート、スタッフや医師と取り組んだ業務改

────────────────

★ 教師として在職したのは1980年から2001年までである。

革の記録も入っていた。また、新聞の切り抜きや雑誌のコピーもあった。それらは当時の世相を反映している。自分が考えさせられた記事だけでなく、看護の知識を使って解決できそうな人生相談や、医療や看護に関する論評の類いはしばしば教材として使わせてもらった。学生の視野を広くしたい私にはもってこいの教材であった。新聞の歌壇からの切り抜きも多い。病や入院中の体験を詠んだ短歌は、病むとはどのようなことなのかを短い言葉で伝えてくれる。それを学生に配るレジュメの隅に貼り付けて、学生へのメッセージに使ったりした。色あせた記事の中には既に記憶にないものもあるが、箱に残したのは、何か理由があったからに違いない。

　職を退いた今の私には時間がたっぷりある。その場に座り込んで、手当たり次第に読んでいった。

＊

　宿題にしていたことのあらかたは整理ができて、今の私なりにではあるが、答えを出すことができた。しかし、今も答えに詰まる、というか「簡単には片づけられない」問題がいくつか残った。例えば、以下のような学生のメモ書きがあった。

「人間は一人ひとりが違う存在なので、お互いをよく理解して看護することが大切だ。個人を尊重する看護という仕事に、理論が必要なのだろうか？」

「もし私が入院した時に、看護師が私や家族の反応を「これは○○という反応だ」とか、「△△型のコーピングだ」とか言って、評価するのは嫌だなぁと思う。このように思

うのは、多分、今、私が人間の言動をなんらかの理論に当てはめるということに抵抗を感じているからだと思う。」

「入学して以来、看護のケア法とか、理論についていろいろ学んできたが、私は納得できなかった。というより、そのまま当てはめてはいけないという思いがあって、自分の中で壁を作って受け入れようとしていなかった。しかし、事例を見ていくうちにその壁がなくなっていくように感じ、自分で自分を分析し始めた。が、分析しているうちに、分析されることに納得できないと感じる自分があって、今はまた自分がわからなくなった。」

「看護はなぜ科学的でないといけないのか？ 以前、看護診断について学んだ時、画一的な考え方をする人間になりそうで、不安だったことを思い出した。」

　一読して、これらのメモ書きを学生からもらった当時のことが鮮明に蘇った。

想定していなかった問い
　私が病棟の婦長から教師に転身した当時、看護師の養成教育が大学化へと向かう黎明期で、基礎看護教育機関の多くが改組されつつあった。そのモデルと目されたのは何と言っても米国であり、多くの先達が留学されて、看護過程の考え方や看護理論を学び、その方たちが紹介者となられて看護教育の改革が推進されたように思う。それに呼応するように、臨床でも、海外

の新しい情報に刺激を受け、看護は独立した専門職であり、その専門性を高めたいとの機運が高まっていた。

　ところが私はと言えば、専修学校を卒業後、当時文部省が開催していた看護教員養成講座研修を受けただけの、にわか教師であった。臨床経験を活かし成人看護学（外科系）を担当することになったが、教師としては心許ない。なにしろ授業のノウハウがわかっていない。とりあえず国家試験を念頭に、教科書（医学書院の系統看護学講座）を使い、臨床実習での学生をイメージしながら教育プランを立てた。

　当時、成人看護学概論の教科書には「ニード階層論」「発達理論」「ストレス・適応理論」「危機理論」など、成人期の人たちの看護に役立つと思われる中範囲理論が紹介されていたが、それらを講義で取り上げるには、私自身、文献を取り寄せて勉強する必要があった。理論は「看護とは何か？」を問う大理論から実践に適した小理論まで段階的に分類されるが、いずれの理論も論理の一貫性、整合性、普遍性、客観性、法則性、再現性があるとされる。すなわち、科学的検証にたえるものと考えられている。中範囲理論は実践にもとづいて開発された理論である。ストレスコーピングや危機理論などは、病をもつ人に限らず誰にでも日常的に見られる現象であり、再現性がある。その理論を適用することで、「このような現象は・・・・のように経過する。○○の段階では、ケアとして△△△のようにかかわることが有効である」といった判断が可能になる。現実は複雑多様だから、1つの理論だけで説明できるとは限らないが、いくつかの理論を組み合わせれば成人期の患者を理解しやすいであろう。学生も、自分の体験に照らして考えることができる

12

であろう。そう思うと、理論を学ぶことは「根拠をもって看護を考えてほしい」と願う私の期待とも重なった。理論は学生が受け持ち患者を理解し、援助法を考える時の道標になるはずであり、理論を知れば、学生の不安は期待に変わるであろう。私は「学生は、きっと理論に興味を示す」と予想した。

　学生の反応をあれこれイメージし、それを楽しみに教材を準備して講義に臨んだ。しかし、予想はくつがえされた。学生たちの反応は鈍く、理論というものをどう受けとめたのか、私には見当がつかなかった。

　患者と接した経験が少ない学生は、抽象的な言葉で説明されてもわかりにくいのかしれないと考え、ケースを教材にしてグループワークに時間を割いた。しかし、理論にぴったり合うケースがそうそうあるわけではない。学習目的の理論に絞って解釈するのも画一的な当てはめのように思えて、抵抗があった★★ので、結局、理論には理解を助ける補足的説明としてふれることしかできなかった。

　私の授業は経験談が多かった。つい、余談が長引いてしまう。それには学生も反応してくれて質疑応答が始まるのであるが、話題はいつの間にか本筋から逸れ、まとまりがつかないまま時間切れとなる。それで仕方なく、授業の終わり近くにメモ用紙を配り、授業の進め方や討議内容に対する意見、提案や質問などを自由に書いてもらうことにした。

　そうして提出されたメモ書きのなかには、「講義の途中に思

★★ 私は、矛盾しているようだが、学生には定型的な考え方をしてほしくないと思っていた。

いつきで話があちこち飛ぶ」など、自分でも改めたいと思っているこ
とが指摘されていて落ち込むことも多かった。それでも
講義後のメモ書きの依頼をやめなかったのは、教育内容や方法
と、私自身とを客観視する良い機会になったのと、学生ならで
はの発想や提案が私には新鮮だったからである。読むのが楽し
みであった。

　私が想定していなかった学生の側の事実を知らされたとき
は、「学生はなぜこのように思ったのだろう？」と考えをめぐら
し、自分勝手に解釈して「そういうことなら、わかる」と納得
するまで何度も読み返した。一見、わかりにくいと思ったこと
の中に、しばしば本質を突く重要な問題が隠れていた。読んだ
瞬間、ドキッとする。そのようにして直観することが多かった
ように思う。

　　ねぇ、ママは将来何になりたいの？
　　　　　　五歳の心は丸く鋭し

　箱の中にあった一首である（新聞の切り抜き。当時購読していた毎日だったと思うが、掲載日も作者名もメモしておらず、出典不明のまま使わせていただいた。）。こう詠んだ母親の感動は、私の「ドキッ」と同じではないか、と思って書き留めたことを覚えている。

　子供は母親の世話を受けながら、疲れ気味で育児に気が向かない（？）様子の母親に気づいたのだろう。子どもながら現在と将来を使い分けており、「将来」という言葉には母親を気づかう丸い心が表われている。大人は邪心のない子どもの言葉に胸を突かれる。問われた母親はドキッとして、もしかしたら、この後、愛おしさが溢れて我が子を抱きしめたのかもしれない。

学生たちの心も、子どもと同じように純粋で温かい。しかし、まなざしは鋭く、人間の尊厳を脅かすものを見逃さない。

　学生がメモに書いた、「個人を尊重する看護という仕事に、理論が必要なのだろうか?」「人間の言動をなんらかの理論に当てはめるということに抵抗を感じている」「分析されることに納得できないと感じる自分があって……」「なぜ科学的でないといけないのか?」というようなことを、私は思ったことがなかった。単純に「知識は人を豊かにする」と思っていたのである。理論を受け入れることが苦しいなどという思い方があるなんて、想像したことさえなかった。

　理論の適用や分析は、看護アセスメントとして行なうのであり、「患者が治っていくために必要だから」と考えていたのであるが、そこに「自分は正しいことをしている。患者のために良いことをしている」と、一方的に思い込む傲りがなかったと言えるだろうか? 学生たちの鋭いまなざしは、理論そのものや看護過程に必要とされた分析的なアセスメントに向けられており、子どもが母親を責めてはいないように、学生たちも理論を奨励した私を糾弾してはいないが、それゆえになおさら、私の無意識(科学の陥穽にはまっていることに気づいていない私)に気づかされたのであった。

　当時の私がドキッとしたのは、無意識下で本質的な問いに突かれたことのサインであったに違いない。

矛盾に向き合う気概

　問われているのは私の看護観、教育観、人間観である。いま思えば、ドキッを体験した後、看護教師としてのアイデンティ

15

ティが揺らいだのではないかと思う。だが、当時の私は、目の前の仕事（次の講義）に迫られて、落ち込む暇がなかった。学生たちには自分のありのままを吐露して★★★自分の宿題にさせてもらうという一時的な対処で済ませた。もし、自分に突きつけられた問いとして受け止めていたら、看護教師を続けることができなかったかもしれない、とも思う。無意識に、それを避ける防衛機制がはたらいたのであろうか？

いずれにしても、講義のプランを立てる段階で考えた「理論の意味と適用例を知れば、理論や科学的な看護に対するモチベーションが高まるに違いない」という私の目論見が外れたのは確かなことであった。それどころか、もしかしたら、「科学的な看護」を目指していた学生のモチベーションを低下させてしまったかもしれない。

私は、「理論は患者を理解し、看護を考えるときに有効な知識である」との前提に立ってケースを検討する機会を設けたのであるが、学生は、理論を適用すること自体に疑問を抱いてい

★★★ 次の講義の冒頭に少しだけ時間をとり、メモ書きを紹介し、「皆さんの問いは本質を突いていると思う」と述べた上で、「個人を大切にする看護と、普遍性、論理性、客観性を重視する科学および理論とは矛盾する面があると気づいた感性を頼もしく思います。看護師が皆で考えなければいけない課題として受け止めました。ですが、残念ながら、今の私はそれ以上何も応えることができません。正直に言いますが、私はこれまで、このような疑問をもったことがなかったのです。それに気づきもしなかった自分にショックを受けました。これは私自身の問題なので、自分で考えて、いつか改めて皆さんの問いに向き合い、答えを出したいと思っています。幸い、これから臨床実習が始まります。受け持ち患者さんのケアをしながら、具体的な状況を例に考えれば、何か良いヒントが見つかるかもしれない、とも思っています」と伝えた。

た。コーピング理論を使って患者を分析することに対して、自分だったら「分析されたくない」と思い、理論がそれを用いる人の人間性に及ぼす影響を憂いていた。私自身の「常識」に対する疑問が次々とわいてきた。

　今ごろになって、講義をどう展開すればよかったのか？と考える。

　自らを省みて、ありのままを見つめるなら、臨床での看護は理論や科学と矛盾することがあるという思いを否定できない。それを隠すべきではない。そうした認識があることを前提にしたなら、理論についての講義に際してさまざまな工夫が考えられていたはずである。

　学生に、既習の看護理論に関する意見や感想を尋ねることから始めていたらどうだったか？そうすれば、学生からは上に紹介したような意見や疑問が返ってきて、学生の認識を知ることができただろう。それに対しては私も理解を示せるはずである。それから、ともに考えていくべき問題があることを意識した上で、「そういう疑問も念頭に置いて、このケースを（例えばストレスコーピング理論で）考えてみましょう」と始めたなら、学生たちの反応も違っていたのではないだろうか。

　あるいは、「看護師は患者の健康と回復を見極める責務があるから、分析やアセスメントは必須のことです。しかし、看護師による分析やアセスメントが患者の尊厳を侵す可能性があることも否定できません。皆さんは、この矛盾をどう解決したらいいと思いますか？」と、問題を提起する方法もあるだろう。

　わずかな看護体験しかない学生も、意見を交換しているうちにさまざまな考えが浮かび、看護師に課せられた課題や矛盾に

向き合う気概が生まれたかもしれない。それこそ、看護教師と
して私が願う「学生自ら課題や疑問を見つけ、主体的に自ら解
決策を探る」ことである。理論を知識として覚えさせるのとは
違う、理論学習を媒介にして、学生と教師が「学び合う」授業
が実現できたかもしれない。

思索を楽しむ

　私は知識不足を自覚していたから、患者や学生への「申し訳
なさ」のようなものがあったし、自信のなさから研究活動にも
消極的であったが、その反面、いつも「それはなぜか?」「本
当にそうなのか?」と考える習慣がついたように思う。どんな
知識でも、知らないよりは知っていたほうがいいとは思うが、
無知が新たな知を呼ぶこともあると、いつの頃からか開き直っ
て、自由気ままな思索を楽しむようになった。

　宿題をもらって以来、随分と時間が過ぎた。その間、テクノ
ロジーは目覚ましく発展し、新しい治療法が次々と開発され
た。看護の知識、スキルも増えた。人々の健康意識は強まり、
平均寿命も延びた。スマホが人間に代わって人間と人間、人間
と情報をつないでくれるし、家に帰ればAIロボットが「お帰
りなさい」と癒してくれる。生活の利便性が高まり、人と人の
コミュニケーションに煩わされなくても生活に支障はない。そ
れなのに、聞くところによると、むしろ医療、看護、教育の場
における難題が増えているという。こうした矛盾がなぜ起きる
のか?　一言でいえば、テクノロジーが人間性を高めてくれる
わけではないということであろう。矛盾や難題ととらえるのは
人間自身。つまり、今も、たぶんこれからも、自分のことは自

分で考えるしかない。

看護の実存

かつて教えを受けた大段智亮は、「医療においては、教育においてと同様、冷静な頭脳（head）と温かき心情（heart）が、確実なる手（hand）の働きにおいて結合しなくてはならない」とした上で、こう書いている。

しかし、科学とヒューマニズムとは本質的に相反するものを持つのではないか。科学とヒューマニズムは、根本的には極めて不安定なもので、直接結びつこうとすれば、いずれかが犠牲にならざるを得ない。科学的に客観化を徹底する時、人間の主体性は見失われてしまうだろうし、ヒューマニズムを貫こうとすれば科学的判断さえも曲げられることが起こり得る。…（中略）…したがって、これを結び付けるもの、両者の立場のどれ一つをも絶対化せずして、それを生かしつつ結び付けるような媒介統合の原理がなくてはならない。これは単なるヒューマニズムでも、単なるイデオロギーでも不可能なことである。科学やヒューマニズムと同一水準に立つものでなく、さらに深い、あるいは高い、超越的な立場が必要であろう。…（中略）…この問題の解決には、真の宗教的精神、人間の精神的エネルギーの源泉を掘り起こす以外に道はないのである。（『病気の中の人間：医療人間学序説』p171、サンルート看護研修センター、1993年）

「精神的エネルギーの源泉を掘り起こす」とはどういうことな

のだろう？ どうしたら掘り起こせるのか、と考えていた時、サルトルの「実存は本質に先立つ」「未来の未来は現在である」との言葉が浮かんだ。私はサルトルなど読んだことはない。何かで文言が紹介されているのを斜め読みした時の記憶が残っていただけである。サルトルの言葉を私の課題に置き換えれば、「看護の定義が最初にあるのではなく、看護は実践のなかに現われている」ということになるだろう。

　思えば、このダンボール箱の中にはたくさんの物語（実存）が入っている。メモ書きを残してくれた学生たち、また、学生のレポートや私のフィールドノートに記されている患者さんたちは、人間が抱える矛盾、人間が引き受けるべき不条理など、簡単に答えの見つからないたくさんのことを私に教えてくれた人たちである。改めて、看護の実存と向き合い、残されていた宿題について考えてみたいと思う。それが、私が目指す本質（たぶんそれが精神的エネルギーの源泉になるのであろう）を掘り起こす作業になるかもしれない。

I

看護と科学

事例研究とエビデンス

私が看護教員になったのは1980年である。それまでは臨床で主に外科看護に携わっていた（婦長経験は9年）。講義や実習で学生とかかわる仕事にはやりがいを覚えた。積極的に工夫を試みながら教育実践を重ねたことは、私にとって、とりもなおさず看護の知を豊かにする方法であった。

我が国の看護は、戦後（もう80年になる！）、専門職として進化を遂げたアメリカをモデルに発展してきた。特に1970〜80年代は看護研究の黎明期で、理論への関心も高まり新しい看護理論が次々と紹介された。臨床の看護師の間でも、自分たちに使えそうな理論を選び、従来の看護を問い直す動きが見られた。看護計画は看護過程としてとらえなおされ、理論にもとづく看護診断が普及し、対人関係論や心理学、行動科学を学ぶことで看護の質を高めたいという機運が高まった。専門職の実践は理論的・科学的な根拠をもつべきであると考えられたのである。それには科学的な研究が必須であった。

研究の推進と研究発表数の増大は、看護基礎教育の大学化の波の影響が大きかったのはもちろんであるが、当時、看護研究に対する"熱"が看護界全体に及んでいたことは特筆に値する。病院では現任教育の一環として「院内研究」が奨励され、日本看護協会も看護学会の主催に力を入れ、発表の機会も着実に増えていった。ただし、看護（学）の場合、論文が科学研究

の"原著"として公認されるような発表の場、すなわち専門誌（定期刊行物）は限られていた註1。

大学（当時はまだ多くが短期大学であった）では、紀要の発刊が急がれた。その裏には、現職教師の"業績"不足を危ぶみ、論文発表の場を設ける必要があったという事情もあった。

教員になった私は、紀要が発刊されると毎年、ケアリングの事例を投稿した。紀要には査読があったが、当時の私は科学的な研究方法も学術論文の意味もわかっておらず、実践報告のレベルであった。それを科学的な論文になっていると思って投稿したわけではない。「投稿するかどうか」の判断を、「科学的かどうか」ではなく「看護として意味があるかどうか」で決めていたように思う。

私は看護師としてのアイデンティティにこだわっていた。他の学科の人たちや学生たちに、看護師として私が体験した"看護の魅力"を伝えたかった。また、「不条理な病を強いられながら、懸命に生きる人たちの言葉や生きざまを書き残したい」との思いも強かった。病むことの意味と命の尊さを知った者として、それを伝えることは使命であるように思っていた註2。

幸い私の投稿論文は査読を通過して、毎年掲載された。当時は、私の実践報告にすぎない事例研究のレベルでも査読を通過した。そういう時代であったからこそ、私は看護教師として挫折を味わうことなくこれたのかもしれない。

一度、医系の教官から、「科学的な論文にはエビデンスが必要だ。"質の高い看護"を伝えるにしても、科学的な根拠を追求して法則性、再現性を示す必要がある」と助言されたことがある。「事例研究は非科学的なので、紀要には馴染まない」こ

とを心配されたようだった。大学の教員である私の立場を慮って好意で助言してくれたのであるが、その時の私は、「うーん？ やっぱり看護をわかってもらうのは難しいのかな」というのが率直な感想だった。

註1● 1981年に日本看護科学学会が設立され、四大学看護学研究会（第1回開催は1975年）が日本看護研究学会に改称されている。さらに専門領域毎に組織される学会が次々と誕生し、それぞれが"学会誌"を発行するようになっていき、現在に至る。

註2● 事例を公表することについて、河合隼雄は「研究として、他に提示することは、非常に慎重にしなくてはならないのは当然である。絶対的な密室であることの保証の上に成立したことを敢えて公表するには、それだけの意味があり、相手に対する責任も完全に明らかにされている必要がある。このような点で、事例の発表は一切行わないという人がいるのもうなずけるのである。筆者も実はもう二十年以上にわたって、事例の発表を公的に行ったことはない。しかし、事例研究はする方にとっても、それを聴く方にとっても、訓練として実に高い価値を有することを考えると、これはどうしてもするべきことだと思う」と述べている。（『心理療法序説』p280、岩波書店、2003年）。

Ⅰ　看護と科学

自然体が理想

　教師に着任した年、基礎看護実習のオリエンテーションを行なった後に学生が提出した感想文が、例の段ボール箱の中に残されていた。

　　看護への道を選んだのは、何か専門的な能力を身につけたかったからで、「看護にどのような意味があるのか」「どんな役に立つのか」など、余り深く考えていませんでした。10月にはいよいよ基礎看護実習が始まります。このことはまだ実感として感じられないのですが、「私なんかに看護ができるのだろうか?」とか、「患者さんとうまく接していけるのだろうか?」とか、漠然とした焦りを感じています。でも、講義で聞いた「人間の可能性」という言葉が印象に残っています。

　　この間、地下鉄に乗っていた時、私の隣の座席に養護学校に通っている少年十数人が座っていました。しばらくして、3人の少年が乗ってきて、吊革を持った状態で隣の子と話し始めました。「君ら、(座りたいなら)隣の車両に行くしかないなぁ」「うん、そうするわ」と言って、握手しました。でも、彼らは移動しませんでした。私は「やっぱり、友達の側にいたいのだろうな。席代わってあげようかなぁ」と思いました。でも、「もし断られたら……」とか、

「私1人が立ったところで、残りの2人は座れないのだから……」とか考えて、しばらく迷っていたのですが、思い切って立ってみたんです。けれど、少年たちは立ったままで座ろうとしません。私はなぜか不安になったのですが、「どうぞ」と笑ってみました。すると1人の少年が「ありがとう」と言って腰掛けました。この時、隣のおじさんも立ってくれて、少年たちは3人とも座れました。その時はなんか嬉しくて仕方なかったです。「席、譲ってよかったなぁ」という気持ちと同時に、「なんであんなつまらないことを考えていたのかなぁ。もっと早く席を譲ってあげればよかったのに」と思いました。

　今の私には、看護実習についての考え方や、実習中私がどうありたいかということについて、具体的なものは何もありません。でも、前ほどあせりや不安を感じていません。これから時間をかけて、私の課題を見つけていきたいと思っています。そして、なんとなく見つけられそうな気がしています。

　吉野弘に「生命は」という詩がある。「こんな看護ができたらいいなぁ」と思って書き写したことを思い出した。

　　生命は
　　自分自身だけでは完結できないように
　　つくられているらしい
　　花も
　　おしべとめしべが揃っているだけでは

I　看護と科学

> 不充分で
> 虫や風が訪れて
> めしべとおしべを仲立ちする
> 生命は
> その中に欠如を抱き
> それを他者から満たしてもらうのだ
> 　　　⋮
> 　（中略）
> 　　　⋮
> 互いに
> 欠如を満たすなどとは
> 知りもせず
> 知らされもせず
> 　　　⋮
> 　（中略）
> 　　　⋮
> 花が咲いている
> すぐ近くまで
> 虻の姿をした他者が
> 光をまとって飛んできている
> 私も　あるとき
> 誰かのための虻だったろう
> あなたも　あるとき
> 私のための風だったかもしれない
>
> （『生命は 吉野弘詩集』リベラル社、2015 年）

　学生と一緒の電車に乗り合わせた人たちは、自分が、不安を
抱えた学生のための「虻」だったことには気づいていない。そ

れぞれが自然体で行動し、学生の欠如を満たす援助になったのだ。私の理想は、この虻のような看護だ。

　援助を受けても、患者は恩を着たり卑屈になったりしない。花を訪れる虻や風のように、誰の尊厳も損なわない看護は、患者の負担にはならないだろう。私も欠如を抱いている。それを学生や患者から満たしてもらっている。

　実習のオリエンテーションをした時、どの学生も実習に不安を感じているのがわかった。できることなら、学生たちを励ましたい。しかし、「大丈夫よ……」などという言葉が無意味なこともわかっていた。

　ここで、私がこの学生の感想文を分析して、実習の不安が和らいだ原因や理由を明らかにし、他の学生たちの不安の援助に役立てたいと思ったとしたらどうか？　しかし、どう考えても「実習の不安」と「電車内の出来事」に因果関係を見いだすことなどできそうにない。体験的な事実から一般的な不安解消法を導き出すのは無理としか思えない。

なんのために事実を書くのか

　事例は、私に実際に起きたこと、すなわち事実である。事実をありのままに書こうと思うのは、そこに“ケアリング”が現象しているという直観による。自己の行動を詳細に振り返り、相手に起きた反応の意味を考えるようにした。不思議なことがあったとか、感動的な出来事を知らせるとか、単に興味をひく話題の提供で済ませたくはなかったのである。看護にとって見落としてはならない大切な意味があることを伝えたい。それを哲学的に論じるのではなく、科学的な検討に資する具体的な事

Ⅰ　看護と科学

実として明示したいと思った。

　しかし一方で、説得力をもつためには因果関係による説明が必要だとも思っていた。当時はそう思い込んでいたので、1事例の報告「にすぎない」と受けとられてしまうかもしれないと思うと、投稿を迷うことも多かった。

　科学的な知識や理論を使った説明が説得力をもつことは、一般的に考えれば当然のことである。しかし、医療者側の科学的で合理的な考え方や行動が、逆に患者の反感を買うこともある。そうした事実は、科学的に妥当かどうかだけが看護の評価軸であってはならないということを教えている。

　看護を科学的に説明する研究の必要性を理解しつつも、私は看護教師として、学生には、科学的な説明にはなじまない"ケアリング"に目を向けてもらいたいという気持ちも強かった。

科学的な研究の限界

　1980 年代末であったが、私が在籍した大学の看護学科では教育理念と目標を文章化した。学生へのガイダンス用だったと思うが、それにはこう書かれていた。「看護学は人間を対象とし、環境と人間の相互作用における健康の回復及び維持増進をめざす実践の科学です。看護学専攻では、ヒューマンケアリングを教育の核としてカリキュラムを組み立てています。そこで、ヒューマンケアリングを以下のようにとらえます。すなわち、看護の知識や技術を通して人間の尊厳を守り、生活の質を向上できるように援助することです。さらに、人と人の関係の中で共に成長し、看護ケアを提供できることと考えます」。この方針に対して疑問視する看護の教員はいなかったと思う。どの教育機関も、また誰もが、このような考え方のもとに教育を行なっていた。たぶん、今も。

　ところが、である。「なぜ、理論が必要か?」「なぜ、科学的でなければいけないのか?」と疑問視する学生たちがいた (☞プロローグ)。科学的な看護法や考えの必要性は理解しており、科学的な考え方や理論そのものを否定しているわけではない。学生たちが問うているのは、ときに、科学が看護の理念と矛盾することについてなのである。科学的であることによって非人格化が起きる可能性があるということを感じ取り、にもかかわらず看護が科学的であろうとすることに疑問を呈していたので

ある。

ストレス理論を学んだ後の反応であった。患者をその理論に「当てはめて」見るということは、「看護の理念と矛盾しているのではないか？」「患者の尊厳をどう考えているのか？」「自分たちはどんな看護を目指しているのだろうか？」という問いである。私は、これらの問いを臨床看護に関わる本質的な問いであると受け止めはしたが、このことを学生たちと話し合う機会をもつことはなかった。科学が看護と矛盾する可能性があるということは、当時の私には想定外のことであり、対処できなかったのである。

科学と看護が矛盾する、その状況をどう考えればいいのか？私は宿題をかかえたまま、今も納得できる答えは見つかっていない。

伝えられない「至福の体験」

佐倉統が、京都大学大学院で「サルの気持ち（主観的体験）」を研究していた頃のエピソードを書いている。

「佐倉くんはそろそろサルの気持ちがわかるようになったか？」

指導教官の河合雅雄さんと廊下でばったりすれ違ったとき、いきなりこのように声をかけられて、ぼくは大いに面食らった。大学院で霊長類学を専攻しはじめたころのことだから、1985年の5月か6月ぐらいだったと思う。僕の目が「？？」となっているのを察したのか、河合さんは「サルの心がわからないうちは、一流のサル学者になれないぞ」と、笑っ

科学的な研究の限界

て去っていった。

　当時のぼくは、今よりももっと科学至上主義で唯物論者だったから、「サルの気持ちや心ってなんだ？ どうやったらそんなの分かるんだ？？」と頭の中はたちまち「？」でいっぱいになってしまった。いや、今でもそれは同じだ。サルの心って何ですか？ と聞かれたら、あなたは何と答えますか？

　後日、もう少しちゃんとした個人面接が終わりかけたとき「先日、おっしゃっていたサルの気持ちのことですが、どうすればそれがわかるようになるんでしょうか？」と聞いてみた。河合さんは、たちどころに「サルのすることを見たまま、すべて書きとめるんや」と回答してくれた。

　ぼくはますます「？」状態になった。

（『科学とは何か：新しい科学論、いま必要な三つの視点』p17、ブルーバックス、2020年）

　見たままには「主観」が影響している。自分の見たままは、客観的でなければならない科学的なデータ収集法と同じではありえない。

　その河合雅雄であるが、「卒寿で動物記8巻を完結」との見出しで載った新聞記事（毎日新聞、2014年10月22日）の中でこう言っている。

　……動物記は動物の生態を観察・記録し、物語にまとめたものだ。科学論文ではない。論文には書けない至福の体験をしてきた。73年エチオピアでゲラダヒヒを調査し、一夫多妻的なグループが重層社会を作っていることを初めて明らかに

した。一年半後に再訪すると、子供の雌のヒヒが近寄ってきた。調査でアテグと名付けた孤児だった。目の前に座るアテグに右手を出すと彼女も手を伸ばし握手をした。アテグはきっと懐かしいと思ってくれたのです。涙が出るほど感激しました。でも、論文に、「人間識別の記憶は一年半持続することがわかった」と書けても、「懐かしい感情を持っていた」とは書けない。動物記にはそれが書けます。（下線は筆者）

手を伸ばす仕草から、アテグに何らかの意思があったことは想定できるが、それが懐かしい気持ちをもっていることの証明にはならない、と私も思う。しかし、証明できないからといって「懐かしい気持ちが無かった」ことにはならない。少なくとも、河合はアテグだと識別して懐かしく思われ、手を出されたのだろうし、アテグがそれに応えて手を出したのは紛れもない事実なのだ。

河合は「こころ」が目に見えない（実証できない）からといって、存在そのものを否定する科学の在り方、考え方に、現代の人びとが慣れてしまうことに警鐘を鳴らしている。科学に対する河合の目は鋭く、アテグを見る眼差しは温かい。河合は「科学の進歩が動物の命の輝き、生の躍動から遠ざかっていった」とも言っている[註3]。

看護師も、たまに「至福の体験」をさせていただくことがあ

註3 ●河合雅雄は 2021 年 5 月 14 日に亡くなられた（享年 97）。雅雄が、ユング心理学の泰斗河合隼雄（2007 年没）の兄なのも周知のことだが、私は、このご兄弟から人として大切なことをたくさん教えていただいた。

る。しかし、その、看護師として味わえる喜びを研究論文にするのは難しい。作文の指導では思ったまま、感じたままを書けばいいと言われるが、それとは違う。もし書くとすれば、気持ちや行動は抽象的な表現の学術用語に置き換え、結果や考察になると「・・・・かもしれない」と、断定を避けた言い方が多くなる。「本研究の限界」について反省もしなければならない。そんな制限や注釈の多い論文を読んでも、読者に「至福の体験」は伝わらないだろう。科学的に厳密であろうとすればするほど、人間が味わう感動を、見たまま、体験したまま伝えるのは難しくなる。

Ⅰ 看護と科学

ある学生の卒業研究
——当たりまえの結論に至るまでの気づきと感動

　卒業研究は大学4回生の後期に開講していた必須科目である。80人を全教員が分担して受け持ち、学生一人ひとりの研究指導にあたった[註4]。私が指導教師としてかかわった学生Wの卒業研究について振り返ってみたい。

＊

　個別指導の初日、Wは研究テーマを決めた経緯を話してくれた。それによると、入院した友人を見舞った折に、友人から次のような体験を聞かされたことが、そもそもの動機なのであった。

■入院中の友人の体験

　体調を崩し、自宅近くの病院に入院して輸液治療を受けた。輸液が残り少なくなったとき、看護師が来て、無言で新たな点滴につなぎ換えた。しばらくして主治医が来た。「今している点滴は何ですか?」と尋ねると「抗生物質ですよ」と答え、そのまま出て行った。この時、「抗生物質? 風邪をひいた時に抗生物質をのんだけれど、今は何のために?」と思ったが、深く

註4 ●研究自体は基本的に、研究計画の作成から論文を書き上げるまで学生自身が行なう。指導教師の役割は、倫理的な配慮をしつつ、研究環境を整え、学生が研究活動を通じて研究の意義や方法を理解できるように、相談に乗ったり助言したりすることである。

考えずに、そのままうとうとして眠ってしまった。ふと目が覚めると、輸液はなくなっており、血液が点滴のルート内に逆流していた。びっくりして、点滴台を持ったままナースステーションに走った。対応した看護師は「コールしてくれればよかったのに……」とボソッと言って、点滴針を抜去した。とても恥ずかしくなり、「すみません」と謝って部屋に戻った。自分は「ナースコールは急変時や本当に体調の悪い時しか押してはいけないもの」と思っていた。看護師は「終わったら、ナースコールを押してね」と説明してくれればよかったのではないか。説明が足りないと思うし、とっつきにくい態度で、患者を萎縮させる雰囲気だった。

■研究動機、目的、方法の選択

Wはその話にショックを受けた。「入院後、患者が困らないように説明をするのは病院側の責務である。説明もれや無言の輸液交換はあってはならないことである。また、インターフォンは重要なコミュニケーション手段である。当然、使用法を伝えていなければならない。なぜこのようなことが起きたのか？ 患者の安全と人権が守られていないのではないか？」と思った。そこで、まず実情を知りたいと思い文献をあたったが、参考となる先行研究は見つからない。

あってはならないことは、あるはずがないことなのであって、あるはずがないことは、研究対象にもならずに表面化しないのではないか。そう考えると、このような、あるまじき実情を文献から明らかにするのは無理なように思えてきた。

しかし、看護のあり方として納得がいかないままにはしたくない。それで、Wは卒業研究で、直接患者にインタビューして

Ⅰ　看護と科学

「患者は医療者の説明をどのように受け止めているか?」について調べたいというのである。

　私は、Wが語った動機と、今回の研究目的とインタビュー調査という方法の選択に至るまでがよく理解できたので、卒業研究として取り組むことを支持した。

■患者インタビュー：データ収集

　Wは、医療者から多くの説明を受けたと思われる手術後の患者にインタビューさせてもらうことの許可を病院の倫理委員会から得て、外科外来に通院中の患者に研究の趣旨を記した説明書を配り、面接による協力を依頼した。

　乳がんのため乳房の摘出術を受けた53歳の女性が協力を申し出てくれた。初診時の触診では「良性だろう」と言われていたが、病理組織検査の結果、がんであることが判明した。セカンドオピニオンを受けた大学病院に転院し、自分の意思で乳房をより多く残せる術式を選び、術後、抗癌剤とホルモン剤の治療を受けた方だった。同じ頃、次女も難病で同病院に入院していた。

　面接での質問内容を、①入院までの経過と病名を知らされた時、②手術結果（切除範囲）の説明とそれを聞いた時、③同室患者や他の乳がん患者さんとの交流・情報交換した時、④ホルモン療法、化学療法を開始した時と、身体反応（不明熱など）が出た時、⑤乳房切除部の傷を初めて見た時に分け、それぞれの場面で「医療者から受けた説明」と、それに対する「患者の認識と受けとめ方」を尋ねた。その逐語録と入院時の看護記録をデータとした。

■データの補充、分析、考察

インタビュー結果の分析中、Wは聞き逃した情報が多いことに気づいたが、患者の次回通院日はずっと先で間に合わない。どうするか迷ったが、①〜⑤のテーマ毎に、事例報告の文献を検索し、そこから得られた情報も参考にして患者の反応を解釈することにした。Wは、個々の患者の状況と個性を尊重したいと考え、インタビューした患者と文献中の患者とを一緒にしないで、患者の状況と反応を交互に見比べながら分析を進めた。結果的に「1人の面接患者」と「文献中の5人の患者」の反応をデータとして分析し、考察したことになる。Wは以下のような結果を得て、「看護師としての責務」にまとめることで結論とした。

■結果と結論

患者の情報源は、医療者以外にも多数あることがわかった。また、情報の理解度や受けとめ方、情報による影響は、（面接患者も文献中の患者も）一人ひとり異なっており、プラスにもマイナスにもなっていた。ただし、主体的に取り組んだ患者のほうが、よりプラスになっていた。

このことから、医療情報を提供するにあたっては、さまざまな可能性を考え、患者がどのような情報を、いつ、誰から、何から得ているか？それらの情報をどう理解し、どのような影響を受けているかを、前もって確認しておく必要がある。

結論——看護師は、患者が必要とする情報をわかりやすく、また漏れのないように説明することを心掛けると同時に、患者が知識や情報を主体的に活用し、プラスの方向に向かうことができるようなサポートをしなければならない。

I 看護と科学

＊

　紙幅の関係上極端な要約になって、Wの論文そのものの紹介が不十分なままでうまく伝わらないかもしれないが、以下は、このプロセスにかかわった私の指導教師としての思いや、研究に対する評価である。

　Wの結論に意外性はない。独創的なアイデアや画期的な方法が示されているわけではない。誰もがうなずく、いわば「当たりまえ」のことである。看護師であれば、そうしたいと思っているはずの普通のことなので、結論だけを読むと「なーんだ、そんなことなの。わざわざ研究する必要があったのかしら?」と言いたくなるかもしれない。しかし、私は「Wは自分が望ましいと思う看護師役割を明らかにすることができて、充実感を味わっているに違いない。論文としてもよくまとまっている」と思い、高い評価を与えた[註5]。

　動機を聞かされたとき、Wにはせめて自分が目標にできる看護師像・看護役割を見つけてほしいと思った。それをWが自ら見事に達成したのである。

研究指導の助言はどうあるべきか

　臨床看護研究の方法は、おおまかに2つある。1つは、理論や科学的な知識をもとに仮説を設定し、実証的なデータを用いて演繹的に結論を導く研究であり、もう1つは、「起きている現象や観察したことからどのようなことが言えるか」を考え、帰納的に結論を導く方法である。学生の論文は、患者が語った

註5 ●研究指導者は科目の成績となる評価を下す役割を負っていた。

言葉から患者の反応を知り、言葉の意味を推理して、結論を導いていた。方法論的には帰納的な方法による研究であるとも言えるが、分析途中で浮かんだ疑問に対しては仮説を設定して演繹的に答えを導いていたので、両方の形式が入り混じった研究になっている。

　研究活動は予定どおりに進むとは限らない。その時に相談に乗る教師は、何を優先してどのように研究を進めるか、助言に迷うことも多い。最終的には学生が決めることではあるが、形式的に間違いのないオーソドックスな研究方法をすすめるべきか、形式よりも学生の感性と自由な発想を優先して考えるのかで、助言の仕方が違ってくる。初めての研究なのだから、研究の基礎知識を学ぶことを優先して、ルールに見合った方法を助言するべきではないかという考え方（つまり前者）もわからなくはないが、私はどちらかというと後者の傾向が強く、学生の動機を生かすことを重視した助言を行ないたいと思っていた。しかし、「行きあたりばったり」では、まとまりに欠けるおそれがある。もし途中で座礁してしまったら、指導教師には責任がないということにはならない。Ｗの場合、あれでよかったのか……。

客観的認識（結果）と主観的認識（結論）

　帰納法による研究は、研究者の潜在意識（意向）に影響されやすい。Ｗの設問には「真実を知りたい」という願いが暗黙裡に込められているように思った。設問は具体的で、データの解釈も無理がなく論旨には整合性があった。データは、面接結果と文献による情報がほとんどである。自分が直接患者とかか

Ⅰ　看護と科学

わった実体験はないのだが、解釈（状況の推理）に破綻はなく、記述は十分説得力をもつ。

　論文を書き上げるということは、自分の考えを説明する「論理的な物語」を作ったということにほかならない。論旨に整合性があると思ったのは、文献および一般的にもよく知られているがん患者の反応（明証性）を根拠に、合理的な答えを見いだしていたからである。すなわち、論理的な思考ができているのであり、その意味で、私は「科学的な研究である」と認める。また、その原動力として、患者を理解したい、よい看護法を見いだしたいというW自身の願いがあったことを疑わない。そして、研究結果として示された客観的な認識が、研究主体Wによってとらえ直され、Wの主観的認識に統合された「結論」の表明でしめくくられているのである。

　本研究は、Wの主観的な動機に発した研究であり、W自身による試行錯誤的な解釈のプロセスを記したものである。客観重視の自然科学的な研究のルールに則った研究ではない。したがって、この結論をこれだけで一般化するのは適当でない。しかし、だからといって、科学的に計画された研究に比較して信頼性に欠けるとも、有効性が劣るとも思わない。読み手が看護師であれば、むしろ本論文の方が説得力にすぐれているかもしれない。

感動——人間を動かす力

　紆余曲折はあったが、Wは自分なりの考え方をつらぬき、知的欲求を満たすために自分にできる最大限の努力を傾けた。それが可能だったのは、「研究の必要条件をクリアしなければ

42

ならない」という強制感や義務感によるのではない。

　指導教師（私）との面接中、Wは一度も「感動した」とか「考えるのが楽しい」とかの感想をもらしたことはなかった。ところが、論文を読むと「知りたくなった」とか「知りたいことが増えた」「気がついた」とかいう言葉が繰り返されている。研究を進める過程で思いがけず小さな「物語」を発見して、うれしかったり、驚いたりしたことがあったのだろう。

　村上和雄註6は「人間は論理や理屈だけでは本当には動きません。「感動」という言葉はありますが、「知動」という言葉はありません。感じたから動くのです」と言っている（『生命のバカ力：人の遺伝子は97％眠っている』p4、講談社＋α新書、2003年）が、そのことはWにもきっと当てはまる。おまけに、自分が望む

────────────────

註6 ●「高血圧の"黒幕"」である酵素レニンの遺伝子の解読に成功したことで世界的に知られる。筑波大学名誉教授、「心と遺伝子研究会」代表。2021年4月没。村上は研究にも感性や直観が必要なことについて繰り返し語っている。例えば次のような言葉──「一般的に科学は、客観的、論理的な世界と考えられています。これはコインにたとえれば表側だけで、その裏に創造豊かな主観的な世界、みずみずしい感性や直観、さらには霊感としか表現できない世界が存在します。この世界を'ナイト・サイエンス'（夜の科学）とよんでいます。とくに、大発見の芽は、ほとんどナイト・サイエンスからです。大きな発見は単にいままでの論理の積み重ねだけでは生まれません。そこに大きな飛躍を必要とします。この飛躍には感性や直感が不可欠です。ふつう科学者はナイト・サイエンスについては語りません。私たちが講義したり、専門の学会で発表するのは昼の科学（デイ・サイエンス）についてであり、それは客観や論理の世界です。これはいわば、できあがった結果です。しかし、ナイト・サイエンスは、この仕上げられた結果にいたるまでのプロセスに深く関係します。」（『生命のバカ力』p3）

I 看護と科学

看護と自分がなりたい看護師像を見つけた。それを文章にまとめ、卒業研究の論文として完成させたことも、大きな感動をもたらす体験だったに違いない。さらに、それらが読者の私にも伝わり、感動を呼び起こしたと言えよう。このように、その部分の文字だけ読めば普通のこと、当たりまえの結論の中に、発見のよろこびと感動が込められている。

科学を学ぶ意味──自由になるための不自由

　福岡伸一は、学生に向けた公開授業「なぜ学ぶのか」で自らの研究体験を紹介している（読売新聞、2011年12月18日「自由つかむ時間旅行」）。

　　学ぶということは、知識が成り立ってきたプロセスをたどっていくこと。つまり、時間旅行のようなものなのです。…（略）…生物学を研究するようになって、新しい遺伝子を見つけようとしました。その一つがGP2遺伝子です。その役割を突き止めるために、この遺伝子を消去したマウスを作ってどんな異常が起こるかを調べました。でも、異常は起こらない。GP2がないにもかかわらず、マウスはピンピンしている。研究は大きな壁にぶつかりました。そのとき、生物学者ルドルフ・シェーンハイマーの言葉を思い出しました。「生命は機械的なものではなく、動いて流れていくものだ」と。生命というのは機械ではなくて、絶え間なく流れ、ないものを補って平衡を保っている。私はそれを動的平衡と呼びたいと思います。失敗だと思った実験でしたが、新たな解釈ができるようになりました。

　　なぜ、学ぶのか。それは自由になるためだと思います。私たちはさまざまな制約にがんじがらめになっていると思っています。例えば、遺伝子は私たちの姿や行動を規定している

と。でも、遺伝子は私たちに何も命じてはいない。単に、情報の記述がなされているだけです。遺伝子の働き方には自由度がある。しかし、私がそのように考えられるようになったのは、分子生物学を学び、機械論的に生命をとらえ、壁にぶつかり、そこからまた考えるというプロセスを経たからです。学ぶことには旅路があり、その上で自由さが見つかるのだと思います。

自然科学では主観や偶然は排除される。必然のみが追求され、好き勝手は許されない。つまり、科学を学ぶということはさまざまな方法的制約を知り、それを受け入れるということでもある。ところが、福岡は「そんな不自由をなぜ、学ぶのか?」と自問して、「自由になるためだ」と自答している。

科学的な考え方・方法にしばられる不自由の先に、それをとおして得られるもっと大きな自由を見る逆説を新鮮に感じた。

コントロールされた自然と普通の自然

自然科学のルールに従って、(ノイズに邪魔されないように)対象遺伝子だけを取り出して研究していた福岡は、壁にぶつかってしまった。その時、「あたりまえの命の仕組み」である流動性と恒常性を思い出し、遺伝子が普通に機能する状態に戻って観察・解釈し直したとき、遺伝子本来の在り方(機能)がわかったというのである。解釈し直しただけで、遺伝子自体が変化したわけではない。

生命は機械ではないことや、人間に恒常性という仕組みがあることは、科学者に限らず誰でも知っている常識的な知識であ

る。しかし、実験研究では「ありのまま」を観察するわけではない。研究目的に沿って、時間や環境など諸々の条件を設定し、コントロールするのが普通である。ということは、ありのままの自然からデータを得ているわけではない。つまり、コントロールされた研究から得られた結果なのである。したがって、それはイコールすべての場合に当てはまる「真実」なのではない。そう考えれば、研究結果に矛盾が生じたり、辻褄が合わなくなったりするのも決して不思議なことではない、ということになる。

　福岡は、その矛盾をきたす（すなわち研究としては「失敗」である）ことの向こうにこそ真実があると言っている。真実は「自由な人間の追求」を待っているのである。だから、私たちが学ぶのは自由になるためなのだ、と。示唆に富む話に、私はひざを打った。

本質を知るには

　本質とは本来そのものがもっている性質であるが、本質だからといって、年がら年中同じに機能しているわけではない。本質は本質が機能するべき状況で機能する。本質が機能する環境でなければ、本質を知ることはできないのだ。本質（真実のすがた）を知るためには、日々の生活や自然現象の中（機能が普通にはたらく場、状況）で観察しなければいけない。

　人間の心と行動についても、同じことが言えるに違いない。人は、時と場合、状況に応じて自分を変えるのが普通である。したがって、どんな人にでも、どんな状況においてでも、一律に当てはまる法則などありえない。ふとしたきっかけで、ある

I 看護と科学

いは何らかの必要があって考えたとき、「あっ、そういうこと
なんだ」と気づくことはあっても、普段はいちいち気にするこ
とはなく、その人なりに適応しながら過ごしている。「実存は
本質に先立つ」（サルトル）。私たちはそのように生活を営ん
で生きているのである。人間も環境や時間の経過に応じて、意
識しなくても自ずから適応方法を変えているのであろう。それ
が「普通」のことであり、「当たりまえ」なのだ。

　当たりまえのこと、普通のことを注意深く観察し、よく考え
ることによってこそ物事の本質がつかめるのだ、と言っても
らった気がした。

科学のウソ

　本庶佑は、ノーベル生理学・医学賞（2018年）の記者会見で次のように発言したという。

　「研究については簡単に信じないこと。論文誌のネイチャー、サイエンスに出ているものの9割はウソで、10年経ったら、残るのは1割。書いてあるものを信じない。自分の頭で考えて、納得できるまでやる」
　（毎日新聞、2018年10月6日、コラム「土器」：青野由利「背中たたく受賞」）

　記事を書いた青野は、「意図的なウソというわけでなく、当初は正しいと思われても、研究が進むと再現性がなかったり、別の解釈が生まれたり、と言う話だろう」とフォローしているが、この過激な発言を紹介した意図は、「批判すべきは迷わず批判する科学の精神」を称揚することにある。

　私はといえば、医療の専門知識は厳しくチェックされ、科学的に検証されていると信じていた。治療法や看護法を疑ったことはなかった。しかし、残念ながら、ウソは皆無ではなかった。

　古い話で恐縮だが、かつて「褥瘡は乾燥させる」のが常識だった。今は、褥瘡自体「あるはずのないこと」なので、発症も珍しく、若い方は見ること自体ないかもしれないが、「保湿

I　看護と科学

して治す」が常識らしい。また、在職中、乳がんは、再発予防のため術式としては乳房拡大摘出術が最適であると考えられていて、患者にもそのように伝えていた。しかしその後、それが誤りであったことを知った。あるはずのない再発や転移が多数見つかったからだ。乳房を広範囲に摘出した後の傷痕は痛ましい。患者の相談に乗り、積極的ではなかったにしろ、それをすすめた私も、それと「無関係」ではない。当時も、理性と感情の狭間で葛藤したが、あの時の私の理性とは何だったのか？

真実の保証

　COVID-19 のパンデミックが終わらない（本稿の起稿は 2022 年
5 月）。わが国では、最初の緊急事態宣言が出されてから丸 2 年
以上がたち、決め手だったはずのワクチン接種が進んでも、事
態はそれほど改善していないように思える。科学的な根拠にも
とづいて「決め手」という言葉が使われたとすれば、案外、科
学もあてにならない。しかし、そのことを問う言説を見ること
は少ない。

報道が追求すべき真実

　新聞の見出しに「ワクチン接種後、死亡、1325 人」「因果関
係 99% 不明」とあった。記事を読むと、30 歳の青年が持病な
しにもかかわらずワクチン接種後急死した。しかし、「ワクチ
ンとの因果関係が認められない」とされたことに、父親は「納
得できない」と訴えている（毎日新聞、2021 年 11 月 18 日）。「な
ぜ？」と、私も思った。

　同じ日、同じ新聞の別の紙面に、「HPV ワクチン（子宮頸が
んワクチン）の勧奨、再開決定」についてのコメントが載って
いた。

　　5、6 年前の報道番組で、接種後にまひになった、マウス実
験で脳の障害が出たなどと、大きく取り上げられたのをご記

Ⅰ　看護と科学

憶の方は多いだろう。

　そういう視聴者としては、「厚生省の専門部会が2013年から中止していた接種の積極的な勧奨を再開すると決めた」と、ひとごとのように経緯を説明されても「危なかったはずでは？」と疑問に思うだろう。…（略）…

　科学的に言えば、因果関係を語るときに気をつけなければならないのは、「起こったこと」と同程度に「起こらなかったこと」が重要ということだ。「パンを食べたら翌日死んだ」という「起こったこと」から「パンは突然死の原因」と主張するには「食べても突然死しなかった」とか「食べなかったのに突然死した」ケースとの比較が必須だ。パンに関係なく、同じ割合で発生するなら、原因は別に存在すると考えるべきだ。

　そこに、報道と科学のミスマッチがある。報道は「起こったこと」を扱うため「起こらなかったこと」に注目する訓練を受けていないようだ。「HPVワクチンを受けたらまひが出た」のが起こったこと。…（略）… 一方、「ワクチンを受けたおかげで、がんを発症しなかった」というケースは「起こらなかったこと」。そして「ワクチンを受けずに子宮頸がんで死亡した」年間3000人と言われる女性は「ワクチンに因る被害者」ではないので、これも報道する側には見えない（後略）。…（略）…日本の報道にも「起こらなかったこと」に注目する意識を持ってほしい。

　（毎日新聞、2021年11月18日、坂村健の目「起こらなかったこと」）

これが、コロナワクチンの副作用の可能性を考えさせる

52

ニュースと同日の紙面に載ったのは、前者の父親に同調する
ように読者を誘導しないよう配慮したのだろうか？それとも、
報道の中立性を保つため？あるいは、偏向批判を回避する心
理がはたらいたのだろうか？

　ここで私は、報道が追求する「真実」ということについて考
えさせられてしまう。もちろん、科学的に妥当な認識を、前項
に書いた「科学のウソ」と疑っているのではない。それがすべ
てなのか？と問いたいのである。

　看護と科学の矛盾について考えるのと同じ問題のように思
えてきた。「因果関係が認められない」という科学的な説明に
「納得できない」父親は、科学的に否定されるしかないのだろ
うか？　父親の知りたい真実は、科学的にはまだ「わからない」
と言えるにしても、それを納得できていない父親の心の叫びを
伝えないとしたら、「科学に偏向した」報道になりはしないだ
ろうか？

臨床における望ましい態度と判断

　治療法は、医学的な知識を技術化したものである。診断・治
療は医師の独占業務だが、選択と決定には、患者と医師だけで
なく、さまざまな要因が関わる。看護師は医学的・科学的な知
識を入手できる立場にあり、場合によっては患者から相談さ
れ、直接、かかわることもある。しかし、自分の得ている知識
や情報が真実であるという保証はない。看護師としてどうかか
わるのが科学的な態度と言えるのか？　人間として、看護師と
して、望ましい態度とはどういうものなのか？

　ふと、かつて病棟で行なっていたカンファレンスのことが浮

I 看護と科学

かんだ。在職当時、朝の申し送りが終わると、担当者間でカンファレンスをして患者一人ひとりの計画を見直していた。「この計画はこの方には合わないようだから、別の方法を考えましょう」とか「この方は一人暮らしをされているから、自宅での生活に合わせて計画を変えましょう」などと話し合っていた。プランを見直し、修正するカンファレンスは、反証可能性を認めつつ不足を補い、修正する「科学の考え方」に適っている。しかし、カンファレンスで話し合っていたのは、計画の妥当性や進行状態であって、自分たちの考え方や知識がその計画にどう影響しているか、あるいは、理論的な根拠の妥当性について話し合ったことはなかった。あれでよかったのか？

　常識として記憶している医学の知識も「本当にそうか？」と念を押されれば、責任を負えないように思えてくることもある。しかし、待ったなしの判断を迫られることが多いのが臨床である。

クリティカルシンキング

考えることで自分と出会う

　学生は、教師の言うことを疑おうとしないのが普通である。私はそれが物足りなくて、講義中も、臨床実習中も、学生たちに質問を繰り返した。平たく言えば、クリティカルシンキングに誘うのだ。自分と考えが違う人とコミュニケーションをとり、答えがいくつもある看護をするにはクリティカルシンキングが欠かせない。私の問いかけに対して、学生の反応はまちまちで、煙たがられていたふしもある。実際どうだったかは、例のダンボール箱にしまわれていた臨床実習後の感想文や、元学生たちから退職後にもらった寄せ書きを読むとわかる。一部を紹介したい。

　何度も「あなたはその時、どう思ってそうしたの？」「それで患者さんはどう思われたのかしら？」と迫られて、タジタジとしていたのを今でもよく思い出します。「何を考えてそうしたの？　とか言われても……それがいいと思ったからそうしただけで、深く考えてなんかいないわ」と心の中ではブツブツ呟いていました。また、プロセスレコードを書かされた時も、「患者さんと何を話したかなんて、覚えていないわ。こんなん書いて何の意味があるの？」と疑問に思っていました。ところが、就職して……なんとか

業務に慣れてきた頃、患者さんとのかかわりで躓いたとき
ふっと、そのセリフが浮かんでくるのです。そして「さっ
きの私の声かけ、どうだったのかなぁ」とか、「もう少し別
の言い方のほうがよかったのではないかなぁ」「どうして
あの患者さんはあんなこと言ってこられたのかなぁ。私の
接し方が悪かったのかもしれないなぁ」とか。そして考え
て、気がついたことを改めて聞き直したりして、「あーな
るほど、そうだったのか」と納得できています。「その時
どう思って、そう言ったの？」あっ、これ先生の台詞や、
と気づくこともある。よく考えてしないと後で後悔するこ
とが多いなぁ。その時の気分や慣れだけで患者さんに接し
てはいけないなぁと実感しています。学生の時は半分嫌々
（すみません）聞いていた講義ですが、気がつけば、しっ
かりと私の中で根付いていました。

個人を理解するために必要なこと

実習中、先生はよく「どうしてそう思ったの？」「どう
してそうなったと思う？」と聞かれましたよね。「どうし
て？ なんで？ ばっかりやなぁ」と、少々うっとうしく思っ
ていました。が、最近、その意味、大切さがやっとわかる
ようになってきました。患者さんの言動は行動科学などの
知識だけでは理解できないことが多いということがわかっ
たからです。先生は、患者さん個人を理解することの大切
さ、根拠をもって看護することの大切さを伝えたかったの
だと思うようになりました。

質問に追い詰められていくようで、知らぬ間にガードを固めていた

　実習を終えてホッとしています。私にとってのプレッシャーのもとは先生でした。いつも「どうして？」って聞かれると、追い詰められていくようで……、外科は嫌いではないのに、先生と話しているとなんか重苦しくて、素直に自分を表現できないことが多々ありました。最終週の実習日はほとんど毎日、38.C 以上の熱が出て体がだるいのに、先生に「大丈夫？」って聞かれると、なぜか「大丈夫です」と言ってしまう自分が嫌でした。

　よく考えてみると、私は知らぬ間にガードを固めて、その中に自分を閉じ込めていたんです。いい学生でいたかった私は、真正面から飛び込んでくる先生が、きっと怖かったのです。今もまだ、ガードを解ききっていない自分を感じますが、そういう自分がわかっただけでもよかったと思います。これから少しずつ変われそうな気がしています。

物事にはすべて理由がある――訳^{わけ}をたずねる理由

　実習中、よく「それって、どうしてだと思う？」と尋ねられて、学んだことのひとつは、物事にはすべて理由というか、何か訳があるということです。患者さんが発する言葉には個人の考えや気持ちが込められており、それには何らかの理由がある。発熱という身体的な現象でも、感染による発熱なのか、術後の吸収熱なのか、他のデータや自覚症状などと照らし合わせて考えなければならない。測定した体温は単なる数字ではなく、意味あるものとして理解することが重要だ。決まりきった処置ひとつにも、その人に

合わせたやり方がある。最初の頃の私はそのことに気づけなかった。そんな時、「あなたはなぜそうしようと思ったの？」「それはどういう意味だと思う？」と聞かれ、「物事には何か訳があるはずだから、そんなに簡単に納得しては駄目。いろんなことに疑問をもち、本当はどうなのか？自分で確かめなさい」と言われた。私には難しくて、患者の今の状態から、こうなるだろうという予測はできても、じゃあ私が何をしたらいいのかを考えることまで意識を向けることができず、実習中はできないことが多かった。しかし、1つ経験するごとに考えが広がっていき、多くのことを学べている。例えば術前の呼吸訓練も、一般的な方法をただ当てはめるのでなく、その人に合った方法で実施しようとすると、術前の胸部レントゲン写真や肺機能の値、年齢や体格、創部の位置や留置ドレーンの可能性なども踏まえ、術後の状態・経過を知らなければいけない。離床の方法でも、術前からドレーンの位置や種類、ドレーンの長さなども考慮して訓練をする必要がある。同じ時期に手術された患者さんと術式を比較してみて、患者によって、ドレーンが違うのにも理由がある。複雑で大変だが、理由を考えることで、効果的な方法を自信をもって患者さんに伝えられる。目的をもち、疑問をもつことがなければ、意味も進歩もない看護になる。しかし、基本的な知識がなければ何の疑問も起きない。講義を聞いている時は知識がどんな役に立つのかわからず興味をもてなかったが、看護をしてみて改めて基礎的な知識の重要性を実感している。

自分の気持ちを大切にしてこなかった自分に気づく

受け持ち患者さんとのかかわりがうまくいっていないように感じて悩んでいた時、先生に相談すると「うまくいっていないと思ったのはどんな場面だった？ あなたはその時、どういう気持ちでかかわっていたの？」と、質問の形で答えを返されました。「どうしたらいいのか、わからないから質問しているのに……」と驚きましたが、同時にはっと気づいたことがありました。それまでの私は、患者さんとの関係だけでなく、日常の場面でのさまざまな人とのかかわりにおいても「自分の気持ち」を考えたことはありませんでした。自分の気持ちを大切にしてこなかったのだと思います。そう気がついたとき、涙がどっとあふれました。さらに、不器用な私は、納得できなくても相手の人に合わせて無理をしていました。結局、自分の気持ちだけでなく相手の気持ちも大切にできていなかったのだろう、と今は思います。でも、あの時そういう自分に気がついて以来、大げさかもしれませんが、楽に生きていけるようになった気がします。

自分の気持ちのありように気づけるようなはたらきかけ

先生はよく、患者さんに「いま、どんな感じですか？」って問いかけていましたよね。私も同じように、何度も聞かれた記憶があります。なんで聞くのだろうと戸惑って、なんと答えればいいのかわかりませんでした。私がレポートに「母が乳がんになり、病名を知らせていないので、言うべきかどうか、どちらが母のためにいいのかわからない」

59

というようなことを書いた時も、「空いた時間があったら一度話しにいらっしゃい」と声をかけられましたが、結局部屋を訪ねることはありませんでした。その後、母は自分ががんであると知りましたが、私が案じていたような事態にはならずに済みました。もしあの時、先生を訪ねていたら、また違った気持ちのありように気づき、母への対応も違っていたのではないかと今は思っています。最近、私もがん患者さんとお話をさせていただく機会が多くなり、先生が問いかけられていたことの意味、重要性がわかるようになりました。患者さんの気持ちを自分の言葉で語っていただくことで、ご自分の気持ちを確かめ、本当はどうしてもらいたいのか、あるいは自分はどうしたいのか、患者さん自身が気づかれるようなはたらきかけを心掛けています。ある先輩が、「臨床に出た時、先生の講義のレジュメが役に立った」と話していました。知識は時とともに変わり古くなって使えなくなるものもありますが、患者さんとのかかわり方についての基本的な考え方はそう変わらないと思います。

（＊原文の一部省略、文意を損なわない限りの改変あり。）

　反応はまちまちだが、「問い」は考えることを求め、「考えること」が自分（アイデンティティ）と出会う近道であるのは間違いなさそうだ。

科学の非人間化を防ぐ科学的な態度

　先に学生 W の卒業研究を取り上げた（☞ある学生の卒業研究）のは、「学生からもらった宿題」（☞プロローグ）を解くヒントがあるような気がしたからだった。自分が高く評価した論文が科学的な研究と言えるのかどうか、論理的な筋道を追って確かめたいと思ったのである。しかし何度か読み返しているうちに、私はそういう自分に違和というか、虚しさのようなものを感じ始めた。前項で紹介した学生たちの感想文にあるように、しつこいほどに「なぜ?」にこだわり、理由を重視していた私には初めてのことで、なぜこんな気持ちになるのか自分でもよくわからなかったが、やがて気がついた。

　Wは看護学生として、ひとりの人間として、患者や自分と向き合い、懸命に看護のあり方を考えている。

　看護師は患者に何ができるのか?

　どうしたら患者の個性や独自性を生かせるのか?

　どうしたら患者がプラスの方向に向かえるようなサポートができるのか?

　看護師は患者とどう向き合えばいいのか?

　そして、卒業研究という機会を活かして、望ましいと思う看護法や看護師役割を実際に見つけたのであった。それは、一人ひとりの患者を大切にしたいという看護師の願いをかなえる方法で、誰もが望むに違いない対応であった。これ以上に、良質

I 看護と科学

で高度な看護法があるだろうか？「ない！」としか言いようが
ないことは、Wの論文を最初に読んだ時からわかっていたは
ずであった。誰にも当てはまる"よい看護"を、科学的かどう
かで優劣を評価することに何の意味があるというのか。論文を
読み終わって味わった感動からは、素直にそう思うしかない。

　そのように気持ちがスッキリしてから、再度読み直した。W
は、患者の状況や認識に合わせてさまざまな文献にあたり、
一人ひとりに合う看護（説明）法を見つけていた。看護過程
も、このようにすすめられるなら患者の尊厳を損なう恐れはな
い。看護過程や理論の講義にしても、このような例を一緒に
紹介したなら、学生たちは「分析・診断すること」に対して罪
悪感を覚えたりせず、「なぜ理論が必要なのか？」と悩むことも
なかったのではないだろうか。

　私は、科学と看護の矛盾を越える道標が見つかったように思
い、うれしかった。このことをすぴか書房の宇津木さん[註7]に
報告した。すると、宇津木氏からは「科学が追求するのは科学
的な真実の追求。人間的な真実の追求は人間が主体的にすべき
ものです。「個人を大切に考える看護の理念」と「科学的な真実
を認めて、有効に使うこと」は矛盾しません。理論を活用して
分析すること自体は看護師としても当然のことで、悪いことで

註7 ●本書の編集者。前著『臨床看護面接』（すぴか書房、2005 年）の編集
者でもあり、よき理解者として信頼している。本稿以前にも、草稿の類を
たくさん読んでもらっていたので、私が「看護が科学的であるべきこと」、
さらには「理論の重要性」を、人間性を尊重する看護の理想（ケアリング）
と矛盾することなく学生に教える方法を考えあぐねていることも知ってお
られた。

62

はない。また、知識を状況に応じて使うのは当たりまえのこと
です。ただし、専門家のレベルで「科学的であるとはどういう
ことか」を問うなら、「科学のリスクと限界」を知っているべき
であり、それでこそ科学的な知識を正しく使うことができると
考えます。真の科学的な態度は、実用性の追求という別次元の
要求によって、しばしばないがしろにされる。そこに問題があ
る」と返されてしまった。また、「なぜ科学的でありたかった
のか？」「学生から質問をもらった時点でそれに正面から応じ
ることなく、宿題にして過ごしてしまったことを、教育の観点
から考えてみたらどうですか」とのコメントとともに、中屋敷
均著『科学と非科学：その正体を探る』(講談社現代新書、2019 年)
など、参考になりそうな本を紹介された。

　言われてみると、まったくそのとおりだ。私は、問いを発し
た学生が危惧する看護と科学の背離註8に気づけなかった。在
職中、学生の問いに応えられなかったのは、科学と人間性の本
質的な背離について深く考えようとせずに、本質に由来する矛
盾だから「解決するのは難しい」と考えてしまっていたからだ
と思う。

──────────────

註8 ●当初、私は「矛盾」という言葉で考えていたが、論理的に両立し
ない矛盾というよりは、目指している向き（目的）の違いなのではないか、
と編集者より助言をもらった。確かに、そうとらえることで、何が問題な
のかがはっきり見えた。したがって、ここからは「矛盾」でなく、「背離」
という言葉をあてる。ただし前には遡らず、前出の「矛盾」は訂正せずに
既述のままとする。今となっては曖昧な認識であるが、ここまでの思索の
試行錯誤のありのままを残すことで、認識が改まり考えが発展していくこ
とを示すべきだと思うからである。改めて言葉の重要さを思い、用語を選
ぶこと自体が「考える」ための基盤となることに気づかされた。

I 看護と科学

　宿題をもらった学生たちには、いま現在の認識をそのまま正直に伝えた（☞プロローグ、脚註★★★）が、いま考えると「話し合う時間がない」は言い訳だったかもしれない。指定規則に定められた講義内容をマスターするのに必死で、時間的に余裕がなかったのも事実だが、気づけなかった自分に自信をなくし、「話し合ったところで、解決策など見いだせないだろう」と悲観的に考えたことが大きかったようにも思う。

　学生の疑問「なぜ、理論が必要か？」に答えるのに、今回、私はWの論文を持ち出して「このように理論を活用すれば、患者の非人格化は起きない」と説明しようとした。しかし、これは「理論が有用であること」を前提にしたもので、「なぜ必要なのか？」に答えていない。

　看護過程で生じる非人間化は、適用方法によって生じるものととらえ、「適用方法を改善すれば非人格化は起きないだろう」と安直に考えていた。宇津木氏のコメントに接して、科学的な根拠に頼る問題解決思考（看護過程）に伴うリスクと限界を知ること、すなわち「真の科学的態度」が非人間化を防ぐことになるという理解のしかたを示唆された。

科学的に生きる

　在職時、看護界の関心は「科学的な看護」に向けられていた。教育の大学化に加え、患者の人権を擁護するために「科学的な看護が必須である」と考えられていたのである。しかし、在職した学科の教師たちは、科学一辺倒というわけではなかった。ヒューマンケアリングを教育の核としてカリキュラムを組み立て、「看護の知識や技術を通して人間の尊厳を守り、生活の質を向上できるように援助できること」を理念の1つに、また、「専門知識、技術、倫理に基づき、ヒューマンケアリングの実践ができる」を教育目標の1つに挙げていた。

　ヒューマンケアリングには患者の理解が欠かせない。そこで当時の私が考えた教育プランは、人間（反応）の理解に有用な中範囲理論をできるだけ多く伝えることと、将来、患者の理解や看護に迷ったとき、適切な理論を検索し、それを活用できるような伝え方をすることであった。臨床看護概論（当時の科目名）の講義では、いくつかの中範囲理論を説明した後に、それらの理論を援用して、私がかかわった患者の反応とニーズを理解することを試みた。人間理解のための理論とその適用法を理解していれば、多様でリアルな患者理解ができるはずだし、それによって患者のニーズにマッチする看護を実践できるのではないか。「自分の価値観や思い込みだけで患者を理解する過ちを避けられる」と考えたのである。

ところが、学生たちの反応は違っていた。学生たちは、「いくら効果的、効率的な看護法であっても、患者の個性や尊厳を損ねるような看護をしたくない」と考えたようであった。確かに、理論自体いかに有用であっても、それを根拠に患者をアセスメントすること自体、患者の尊厳を損ねかねない。これでは科学的な知識を「活かした」ことにはならない。

学生たちが将来、実践するなかで疑問に思うことや、課題に遭遇したとき「そこで、どうするか」は学生自身が考えることで、私がとやかく案じることではない。むしろ、自ら考えることができる看護師に育てることを目ざすべきである。今はそのように思う。

しかし、学生の疑問を知ったとき、私は、学生自身が自ら考えることを励ますチャンスととらえることができなかった。学生に「どういう看護がしたいのか」「どういう看護師になりたいのか」を問い返し、看護師を目指す自分自身の問題として、矛盾に満ちている現実から目をそらさずに、理論や科学的知識を学ぶことの意味をともに考えていく機会にしないで、私自身の「宿題」にしてしまったことが悔やまれる。看護はこのような問いを避けては通れない仕事なのである。ルチーンワークの手順を覚えただけでは済まないということを学生が自覚する、またとない教育的チャンスを逃がしたことになる。

*

実は、「科学的に説明する」ことにこだわった理由がもう1つある。

看護師にとって「至福の体験」(☞p33-35) をもたらすケアリングについても、再現可能な科学的な看護の方法として認めら

れ、誰もが納得して学べる看護にしたかった。それを可能にするのが科学だと思っていたのである。

因果関係を立証することが難しいから、ケアリングは科学的な説明になじまないことは承知しているが、それでもなお、看護行為に付随して（たまたま）発揮される（個別的な）気づかいという扱いではなく、看護の専門性が高度に発揮される看護行為として認められたい。そのために理論づけられることを願った。ケアリングも再現性や法則性のある看護法であり、科学的な根拠にもとづいているという"お墨付き"がほしかったのだと、今は自分を見つめることができる。科学や理論の権威に頼ろうとしていたのだった。

（前略）何より妄信的な権威主義と、自らの理性でこの世界の姿を解き明かそうとする科学は、その精神性において実はまったく正反対のものである。科学を支える理性主義の根底にあるのは、物事を先入観なくあるがままに見て、自らの理性でその意味や仕組みを考えることである。それは何かに頼って安易に「正解」を得ることとは、根本的に真逆の行為だ。

だから、…（略）…権威ではなく、個々の自由な営為の集合体なのだ。"科学的に生きる"ことにとっては、"信頼に足る情報を集め、真摯に考える"そのことが唯一大切なことではないかと思う。その考えが正しいか間違っているかは、厳密に言えば答えのない問いのようなものである。それが真摯な営みである限り、様々な個性を持った個々人の指向のまま、生物の遺伝子変異のように、ランダムな方向をもったものの集合体で良いのだ。

I 看護と科学

　そういった様々な方向で進む人々の中から、より適したやり方・仮説が生き残り、次の世界を担っていく。それが生きている「科学」の姿であり、職業的科学者だけでなく、すべての人がその生き様を通して参加できる"人類の営み"ではないかと思うのである。

（中屋敷均『科学と非科学：その正体を探る』p86-87）

　宇津木氏が言いたかったこともこのようなことだったに違いない。「科学的でありたい」と一途に思っていたこれまでの私は、科学に対する問題意識に欠けていた。中屋敷の言葉を借りるなら、「真摯な営み」として「科学的に生きる」ことを目指したのではなかった。福岡の言う「自由な人間」（☞p47）でもなかった。

心理療法は科学であるか？（河合隼雄）

河合隼雄は次のように述べている。

「心理療法は科学であるか」という問いは、筆者にとって常に重くのしかかっていたものである。心理療法を非難する人が、心理療法のような「非科学的」なものは駄目だということは多い。時には「あんな宗教的なものは駄目」と言われたりもする。つまり、宗教イコール非科学的イコール駄目、ということになるのであろう。

筆者も若い頃は科学万能のような考えをしていたので、心理療法の科学性を追求することが大切だと一途に考えていた。…（略）…ここで、特に問題にしたいのは「科学的でないから駄目」というときの、「科学的」とはどういうことかを詳しく問い返すこと、それと「科学的ではないものは駄目」という発想そのものについても、考え直してみることが必要だということである。　（『心理療法序説』p58、岩波書店、2003年）

河合の心理療法によって、クライエントは自ら治っていく。心理療法が効果的であればあるほど、読者は「どんな理由で、どのように治るのか」「なぜ治るのか？」を知りたくなる。それを追求することが"学問"になるわけである。しかし、心理療法で起きている現象を自然科学と同じ方法で検証するのはむ

Ⅰ　看護と科学

ずかしい。それに対して、河合は次のように論を進めている。

　　科学の知においては、世界や実在を、対象化して明確にと
　らえようとする。これは対象と自分の間に明確な切断がある
　ことを示す。このことのために、そこで、観察された事象は
　観察した人間の属性と無関係な普遍性をもつことができる。
　ひとつのコップを見て「感じがいい」とか、「これは花をい
　けるといいだろう」とか言うときは、コップとその発言者と
　の間に「関係」が存在し、その人自身の感情や判断が入り込
　んでいる。つまり、コップとその人の間の切断が完全ではな
　い。このため、そのようなコメントは誰にも通用する普遍性
　をもち難い。これに対して、コップの重量を測定したりする
　とき、それは誰にも通用する普遍性を持つ。　（前掲書、p60）

　科学の客観性・普遍性をそのようにおさえた上で、個別的な
事例研究にも、それとは別の普遍性を認める。

　　人間は個々に異なる個性をもっていて、誰にも当てはまる
　方法など見つからない。…（略）…そこで、個々の事例をで
　きるだけ詳しく発表する事例研究ということが行われるよう
　になった。それをはじめてみると、それが相当に「有用」で
　あることがわかってきた。しかも、それは、たとえば対人恐
　怖の事例を聞くと対人恐怖の治療にのみ役に立つのではな
　く、他の症例にも役立つのである。それは、男女とか年齢と
　か、治療者の学派の相違とかをこえて、それを聴いた人がす
　べて何らかの意味で「参考になる」と感じるのである。そう

いう意味で、それは「普遍的」と言えるのだ。（前掲書、p276）

そして、事例研究が有用性をもつ根拠について、こう述べている。

　一人の人の心に生じた重要な動機が、他に伝わるとき、伝えられた人は、自分のなかで、それを意味あるものとして捉え、それを未来へつなげてゆくであろう。それはその人のその後の生き方に影響をあたえるはずである。（前掲書、p277）

　優秀な事例報告が、個々の事実をこえて、普遍的な意味をもつのは、それが「物語」として提供されており、その受け手の内部に新たな物語を呼び起こす動機を伝えてくれるからなのである。（前掲書、p278）

　心理療法をケアリングに置き換えても、同じことが言えるのではないだろうか。ケアリングの科学性についてもやもやしていた私は、「そうですよね」とうなずく。
　しかし、コップの重量を数値で説明した自然科学的な普遍性と、心理療法の事例研究で説明されている普遍性とは、同じ意味とは言えないだろう。さらに、学生Wの論文の結論にみられる普遍性とも微妙に違う。

人間の科学

　そもそも、河合は心理療法を科学と考えていたのだろうか？
　氏は、心理療法について「定義することなど不可能に近いの

だが」と断った上で、「心理療法は敢えて言えば「人間科学」とでもいうべきことになるだろう」と述べている。心理療法は全人的な関与を必要とし、人間の主観的なかかわりを不可欠とする。つまり、人間の主観を排除した客観的方法はあり得ない。その意味で客観的な自然を対象とする科学と同列には扱えないことを認めるのだが、「自分の在り方をなんらかの方法によって、対象化することを怠っていると、全くの独りよがりになってしまう」との自覚が、科学的な追求を課しているのである。

　河合は心理療法をストレートに「科学である」とは言っていない。しかし、「科学ではない」とも言わない。「人間の科学」であることに居直ろうとされたように思われるのであるが、そうまでして、科学「である」と言いたかった理由は何なのだろうか？　おそらく、学問としての心理療法ということが念頭にあったのだと思う。

　本質を問い続けるのが学問であり、その知は誰にでも開かれており、議論されるものでなければならない。心理療法の効果や有用性が、自己満足であったり、批判を寄せつけない秘術や魔法であったりしてはならないのだ。看護にもまったく同じことが言える。

正しい看護と、より良い看護

　河合の本を最初に読んだとき、私は「あっ！」と思った。ケアリングについて、看護において本質的に重要ではあるが科学では説明しづらいと思っていただけで、「ケアリングは科学か?」などと考えたことはなかったからだ。

　看護師はより良い看護を提供しなければならない。それには「看護も科学的でなければならない」と、ずーっと考えていたし、「当然のこと」として学生にもそう伝えてきた。ただ、その一方で、看護の神髄を伝えるには、事例として現われた事実を提示する以外にないとも思っていて、自分の研究では、実証的・科学的研究法とは言えない事例報告をもとにした論文ばかり発表していた。それに対しては「科学ではない」との声が聞こえた。批判というより、主に医学系の同僚からの、善意による「忠告」なのであったが、私は釈然としなかった。一期一会の看護であるケアリングに法則性や再現性を求められても、「困る」しかなかった。

　そんな私に、河合の説明は渡りに船であった。河合が心理療法について言っている意味でなら、ケアリングの探究も「科学である」と言えなくもないと、味方を得た思いで目の前が明るくなった。

73

I　看護と科学

新たな疑念

　しかし、本稿をここまですすめてきて、「科学である」と言えることで安心してしまっていいのか？ と新たな疑念が湧いてきた。

　「科学である」ということが、はたして、看護にとって好ましいことなのか？

　「科学なのか？」という問いを、これまでの私は、「科学で説明できるか？」に対する Yes、No で答えなければならないと受けとめ、確信をもって Yes と言えないことに悶々としてきたのではなかったか。しかし、そのような正誤問題に答えることに何の意味があるというのか？ 問題の設定自体が間違っている可能性にも気づくべきであった。

　科学で「あるかどうか」に答えることは、観念的な定義次第で、どのようにも言えるように思える。科学全否定・無用論でなければ、現実的に看護の実際に大した影響を及ぼすこともないであろう。科学で「あるかどうか」よりも、科学を「正しく」使っているかどうかを問うことのほうが、現実的にずっと重要である。

　看護師が科学を正しく使うには、看護に科学が「なぜ必要なのか」「どう役立つのか」を知り、同時に「科学にはどんな限界とリスクがあるのか」をしっかりとわきまえる必要がある。

　私の科学的であることへのこだわりは、「科学的に説明したい」という気持ちを強くした。「なぜ必要か」「どう役立つか」には確信があって、説明もできたと思ってはいるのだが、今かえりみて、そこに“自己合理化”的な心理もはたらいていたように思える。とすれば、科学的でありたい私自身、真の科学的

態度に欠けるところがあったかもしれない。

科学への痛切な問い

科学の定義をみておこう。広辞苑には「観察や実験など経験的な手続きによって実証された法則的・体系的知識」とある（第7版）。森博嗣はもっとかみ砕いた言い方で、

科学は「方法」である。そしてその方法とは、「他者によって再現できる」ことを条件として、組み上げていくシステムのことだ。他者に再現してもらうためには数を用いた精確なコミュニケーションが重要となる。…（略）…個人ではなく、みんなで築き上げていく。その方法こそが科学そのものといってよい。

科学というのは、できるだけ印象や直観を排除し、可能な限り客観的に現実を捉えようとする。そうすることで、人間・人生、あるいは社会に利益がもたらされる、と考えられるからだ。

と説明している（『科学的とはどういう意味か』p107-113、幻冬舎新書、2011年）。しかし、これらは「科学的であること」の条件や目的（もたらされる結果）、そして「科学の方法」を語っているのであり、「科学とは何か」すなわち科学の本質的な意味を語っているわけではない。

方法に関して言えば、研究者の印象や直観を排除したほうが誤差が少なくなるから、正確なデータを得られるであろう。森

Ⅰ 看護と科学

が言うように、科学は「社会に利益をもたらす」。しかし、科学が核兵器を生みだしたこともまた事実なのではないか。科学化を非人間的と感じる学生の心配を杞憂とは言えないと思う。科学は「人間の本当の幸せを奪っている」「自然を破壊している」という批判的な言説に対して、森は、現在の科学が「どれだけ慎重なものか、どれだけ平等なものであるかを知らない」と科学を擁護するが、科学がもたらす「利益」以外のことには目をつむる。もちろん、核兵器も自然破壊も、倫理的責任を負うのは人間以外にないのであるが、科学的追求（研究、技術化）自体に、人間性を侵すリスクがないとは言えまい。そのような科学とは何か？ 科学者に向けられた現実的、かつ痛切な問いである。

科学がすべてではない

また、「心や意識といった主観的な現象を、客観を命綱とする科学の方法論がどのように扱うことができるのか」ということが、「現在、世界中で取り組んでいる問題」なのだという（佐倉統『科学とは何か：新しい科学論、いま必要な三つの視点』p 25、ブルーバックス、2020 年）。客観主義の画一的な科学観が科学を真実から遠ざけ、科学の可能性を狭めているかもしれないと考えられているのである。これが科学者の間で共通認識になれば、科学はもっと広い視野と多様な観点からとらえ直されることになるのかもしれない。そのような今日の動向を知ると、客観主義の画一的な科学観に縛られていた自分の頭の固さを思わざるを得ない

科学コンプレックスから解放されて考えたみたい。

看護は科学のためにあるわけではない。看護師は、看護のための科学を考えるべきなのではないか？

看護（学）は人間の科学であるということに異論はない。ただ、今のところ、人間のすべてを科学で説明できるとは思えない。まして、臨床での看護現象（ケアリング）は、科学だけでは説明できないとの思いが強い。

科学で説明できないことは、看護の"学"から除外されるしかないのだろうか。そうであってはならない、と私は思う。もし、看護学が科学的研究の対象になりやすい技術的側面を取り上げるだけで、ケアリング研究を欠いたまま進むとしたら、まさに「仏つくって魂入れず」だと思うのである。

河合隼雄は「科学的でないから駄目、というときの、科学的とはどういうことかを詳しく問い返すこと」、「科学的ではないものは駄目という発想そのものについても、考え直してみることが必要だ」との言葉を残した。

「科学的ではないものは駄目」という発想とは、科学を無視して無理を通そうとする自分勝手やわがままに対して「それでは駄目だ」と言う、常識的な考えのことではない。科学がすべてであることを疑わない考え方のことだ。科学以外に対する否定的無関心、あるいは、科学にならないことは空理空論の類いで学問に値しないと見下す考え方。そのような科学絶対主義に向かって、考え直すべきだと言っているのである。

河合が言う「科学的ではない」は、科学的に「正しくない」という意味ではない。河合は「科学である」に「科学でない」を対置して、その両方があって「すべて」になると考えているのである。その意味で、科学がすべて「ではない」ということ

Ⅰ　看護と科学

に、私も深く同意する。

　理論についても同様である。科学的な実証を伴い定式化され
た理論であれば、人間が関わる現象も「同じ条件下で同じよう
な対象を同じ方法で調べると、いつも、ほぼ同じ結果になる」
ということであり、客観的・科学的な知識とみなすことができ
る註9。しかし、すべてを説明できる理論があるとは思えない。
また、理論的にとらえられなければ「駄目だ」と思う必要もな
いと思う。

　科学的な観察データと理論的な知識を使うことで、看護師は
患者の状況をアセスメントし、看護を計画、実施、評価するこ
とができる。しかし、科学や理論で説明できるのは、人間とし
て生きている患者の一部分、あるいは焦点を当てた特定の状況
だけである。よく考えてみると、それは因果関係が見いだせる
部分に限られる。

　看護過程は、その因果関係を仮説にして、看護を科学的に実
施することを意図している。起きる可能性のある問題を、科学
的・理論的にアセスメントし、因果関係をとらえて経過を予測
して、必要な看護を計画、実施するプロセスは、確かに科学的
である。このような説明は、高等教育を要する専門職としての
看護の役割と機能を伝えるのに適している。

　そうではあるが、看護師の一人ひとりが「看護とは何か？」

註9 ●看護理論について、そこまで客観的・科学的知識になっているか
と問われれば、疑問符がつく。現段階では、看護についての基本的な考え
方を系統的に説明したもので、看護の実践を導く仮説として使われている
ものと考えるのが適当であろう。

と問われて（看護の試験問題の答えではなく、他領域の人に問われた場合を想定している）、第一に看護過程を持ち出すことは、まずないように思われる。科学的な理由に裏づけられた職務とは別の、仕事のやりがいや、自分の看護観を形成した経験を伝えたいという思いで言葉を探すのではないだろうか。看護教師に看護過程を教え込まれ、看護過程が看護の重要な一部であることを理解した学生たちも、たぶん、それが看護の「すべて」だと信じ込んだりはしない、ということだ。今の私は、そこに学生の「健全さ」を見る。

最善を目指す実践

　実際、患者への影響要因は多種多様であり、さらに、それぞれに抱えている個別の事情が加わる。すべてをアセスメントしきるのは到底無理なことだ。したがって、計画された看護が、その後の実情に合うとは限らない。臨床的な実践は、その時、その場、その人に対する臨機応変の対応力を要する。

　科学的に理解、説明できるのは、生物としての病態であり、それに対する患者の生理・心理的反応である。それを的確につかんで、病気の進行や回復の過程を予測して必要な看護にそなえることは、言うまでもなく重要であるし、予測どおり経過し、期待した結果が得られれば、アセスメントも計画も実施も科学的に正しかったと言って差し支えないと思う。科学的な問題解決思考が有効なことを認める。ただ、そのような予測どおりの結果にも、アセスメントに含まれなかった多くのさまざまな要因が関与している可能性を否定することはできない。

　また、計画どおり進んだので「正しかった」と言えることで

I 看護と科学

も、実践された看護が「最善であったか？」という問いは成り立つ。その問いこそが、より良い看護を目指す原動力となることを忘れてはならない。

　測定できないことは科学的に評価できない。しかし、人間を対象とする看護では、測定できないものの存在を意識しなければ最善を目指すこともないのではないか。予測を超えた「偶然」のきっかけが変化をもたらした最大の要因と考えられる（「主観的推測でしかない」と言われるかもしれないが）ことを、記憶のファイルに留めている看護師は少なくないと思う。客観主義の画一的な科学観を超えた、もっと広く新しい科学観に立って、それらを貴重な経験として次に活かせる知識にしていくことが、看護学の課題にならなければならない。

看護技術について

実践の科学——言うは易く行なうは難し

　看護は実践の科学である、とも言われる。これは、「看護実践そのものを科学的な追究の対象にすべきである」という考えに立ったテーゼだ。「科学である」という先験的な認識ではなく、看護師の主体的な認識として、そうあるべきだと言明しているのである。しかし、効果を測定する実験が可能な個々の手技と違い、実践そのものを科学的に見つめる方法が決まっているわけではなく、ずっと「課題」のまま、つまり、言うは易く行なうは難し。それでもこのテーゼの評判が落ちないのは、専門職たる看護師のアイデンティティーに関わる願いを表わしているからだと思う。看護実践も、同様な条件下であれば同様に有効性を発揮する科学的な方法、すなわち普遍的な「技術」にしていくことができると考えた、看護師の目的意識による看護学のとらえ直し 註10 を画期的なことと思う。

　科学的な技術は、普遍性と再現性をそなえている。言いかえればマニュアル化できるということであり、そのとおり行なえば誰でも間違いなくできると考えられる。それは当然望ましい

註10 ●この「とらえ直し」に沿って、看護学の教科書が、実際どのように、どれだけ書き替えられたか？ 具体的な記述によって看護技術研究の進歩・発展の跡を追えれば興味深い。そのあたり、「看護学の歴史」として、どなたか研究されておられるのだろうか。

ことで、看護が技術化（正しく言えば看護技術の「科学技術」化）を目指すのも当然のことだと思われるが、看護技術に関してはそう単純ではない。

　実際のところ、看護の技術化は進んでいるのであろうか？医療の変わりようが、医学にもとづく治療技術の進歩によるのは明らかである。その中で看護の実際も大きく変わったように思うが、その変化は、看護技術の進歩を意味しているだろうか？例えば、教科書が改訂される度に、質的にすぐれた看護実践が、看護技術としてどれほど書き加えられてきただろうか。

基礎看護技術と看護実践の技術

　阪神・淡路大震災（1995年）のとき、ボランティアによる足浴が話題になった。足浴は誰にもできるし、からだだけでなく傷ついた心も癒した。それを行なうのに熟練は必要ないと思われている。しかし、足浴を術後の早期離床促進や不眠対策に利用する場合、術後の回復状態や生理学的な知識も必要だが、それ以上に患者の人間性や基本的ニード、生活習慣やスケジュールの調整、安全と安楽など、さまざまな配慮が必要とされる。筋肉注射や浣腸のように、患者に苦痛を与える恐れがある看護技術の場合はなおさらである。マニュアルだけでは「看護の技術」にならない。

　一般に、看護技術は Nursing Art であるとされ、Nursing Technique の意味では使われない。アートの解釈や、技術の語源に遡る解説、類義語をあげての概念整理などは従来さまざまに行なわれているので、ここでは繰り返さない。「看護手順」と「看護基準」も技術と無関係ではあり得ないが、用途に応じ

た記述の仕方のことを「手順」とか「基準」と表現しているのであって、技術そのもののことではない。

　看護学の用語としては「基礎看護技術」がある。かつては（たぶん現在も同じだと思うが）、看護教育の内容になっている看護の技術は「基礎看護技術」だけであった。看護の実践は、基礎看護技術の行使だけで成り立つわけではない。したがって、「実践の科学」も「実践の技術」も、看護師と患者の主観も含めた全体的状況の動きをとらえたものでなければならない。しかし、全体をとらえることは「しない」のが、科学的方法の常識である。実践の技術化という課題は、この矛盾を超えなければならない。簡単なことではない。

効果のプラスアルファ

　看護技術の教育には「実習」が欠かせない。科学的な説明が理解され、手順がマニュアル化されていたとしても、私の知る限り、実習不要論が叫ばれたことはない。知識だけで技術の習得・習熟は不可能なのだ。看護技術として身に着けるためには、体験をとおした教育や訓練が必要であるという考えは、効果的な教育法がいろいろと紹介されている現在も変わらないようだ。

　技術は実際の必要に応じて適用されて、はじめて効果を発揮する。行使された技術に対する評価には、3つの視点が考えられる。

　①　ミスの有無
　②　手際（上手‐下手）

I 看護と科学

③　プラスアルファ（目的達成以外の余剰効果、余波）

　テクニックの習得が中心の基礎看護技術の実習であれば、
①と②で十分であろうが、同じ技術でも、実際の患者との実
践的かかわりのなかで行使される場合、③が重要な意味をもっ
てくる。「実践の技術」とは、すなわち③の効果を科学的にと
らえ、それを再現する方法ということになる。

人間の心が介在する看護技術の矛盾

　私のスクラップから、学生Ｓが、術前の患者に筋肉注射をさ
せていただいた[註11]時の実習記録を紹介する。記録には、科学
論文には書けない「物語」が書かれている。

　　朝、6時30分に浣腸をした後、排泄の状態を確認、7時
　　30分に血圧を測定するため患者を訪室した。変わった様

註11 ●手術患者への看護技術は患者に苦痛を与えるものが多い。患者の
人権と負担を理由に、学生の技術実習を制限しているところもあった。誤
解を招くかもしれないので、Ｓが注射を実施するに至った背景を説明して
おく。——当時は臨床実習を教師が担当していたので、私が実施場面に立
ち会うことができた。その前に学生自身が実施するかどうか決め、患者の
了解を得た上である。学生が行なう看護処置・技術のすべてについて実
施できるように病棟側の了承も得ていた。無論、私が無理な場合は病棟の
看護スタッフに代わって立ち会ってもらわなければいけないので、患者や
実習施設の協力があってこそできたことではあるが、この「技術実習」に
よって、学生たちは多くのことを学ばせてもらったと思う。反面、学生
には心身ともにストレスフルなシステムであった。前日の皮膚の清潔（剃
毛）、手術当日は朝6時30分の浣腸の実施がある。その前（右ページへ続く↗）

84

子は見受けられなかったが、血圧はいつもより高い。患者に測定値を報告すると、「やっぱり体は正直なんやろうね。さっき、あなたに緊張してないよと言ったけど、本当はドキドキしてるからね」と言って苦笑された。担当看護師に「手術前だからなるべく安静にしてください」と言われていたのに、いつもよりよくおしゃべりをされている。今まで、不安があるようなそぶりを見せない方だったが、本当は緊張の裏返しであったのかもしれない。「手術がんばってください」と言うと、「手術終わったら、またよろしくお願いしますね」と笑顔でおっしゃってくださった。そんな患者さんを見て、私ができることは可能な限りお手伝いしたいという気持ちが強くなった。

　8時30分、術衣に着がえた後、筋肉注射をさせていただく。目標を「筋肉注射の準備をスムーズに行ない、実施に際しては、患者の精神的・身体的ストレスの軽減をはか

には、患者の状態を確認し、必要物品の準備を済ませる必要がある。スタッフなら病棟と手術室、ICUの担当看護師が分担して行なうことを、学生がすべて1人で行なわなければならない。患者を手術室に送った後は、術後ベッドを作成、麻酔の見学とバルンカテーテルの留置、器械出し介助では直接介助をする看護師の側に立って手術に立ち会う。手術が終わると、気管内チューブの抜去と麻酔の覚醒を見学した後、ICUで術後の観察もする。学生はもちろん、学生に付き添う教師、スタッフも大変であったが、それらすべてを学生たちは試みた。その体験から学ぶことは多く、かけがえのない経験として刻まれたと思われる。見学だけでは学べないことが多々ある。特に、卒業後、手術患者と直接かかわることのない領域で勤務する学生、保健師や助産師になる学生には貴重な体験になったのではないだろうか。

り、安全に実施する」とした。しかし、実際には注射針の
キャップがなかなか外れず、力任せに引っ張った結果、自
分の指に針を刺してしまった。しかも、薬液を吸う時、ア
ンプルの切り口に注射針がついてしまったり、空気抜きも
不完全なものになってしまったり。清潔に関しての意識が
薄かったようである。注射の際には、患者さんへの声か
けと逆血の確認はきちんと行なえたが、皮膚の伸展が甘
かったのか、筋肉をつまんだ時、針が刺しにくく、薬液注
入時も手首を安定させるのを忘れて、注射器の支えがきち
んとできなかった。いろいろと反省すべき点が多い。

　学校では何度か練習し、その時はうまく行なえたのだが、
本番では過度の緊張と針を指に刺してしまったことによる
動揺も原因してか、本当に情けないものになってしまい、
大変恥ずかしい思いをした。…（略）…

　いくら、前以てイメージトレーニングを行なっても、実
際に行なってみて初めてわかること、できないことがたく
さんあることに気がついた。

　学生Sは、事前に何度も練習したにもかかわらず、目標を
果たせなかったと書いている。患者には申し訳ないが、学生た
ちはこのようにして育っていく。筋肉注射の実習では、学生の
多くがSのような失敗をする。あえて言うなら、ありふれた失
敗であり、それ自体に注目してこの記録をスクラップしたので
はない。私は、Sが失敗の理由として「清潔に関しての意識が
薄かったようである」と書いていることに引っ掛かったからで
あった。

「失敗してはいけない」とは、看護師誰もが思うことである。難度の高い技術や相手が子どもの場合などには、特にそういった意識がはたらく。ところが、意識すればするほど、つまり相手を慮れば慮るほど緊張は高まり、失敗する確率は高くなる。看護技術は人間の行為だから、その適用には必ず「心」が介在する。では、技術にとって心は障害要因なのだろうか？ 看護技術はこのような矛盾をはらんでいる。

　そう考えると、例えば、Ｓが「薬液を吸う時、アンプルの切り口に注射針がついてしまった」のは、人間的な現象として不可避な緊張による「失敗」だったように思われる。ところが、Ｓは「清潔に関しての意識が薄かったようである」と記していた。もし、それが本当なら、意識の低さを改めることを考えなければいけない。しかしおそらく、それが「起こってしまったこと」の原因ではない。Ｓに限らず、学生は問題の原因を自身の努力不足のせいにして「反省」することが多い。そう気づいて、いちゃもんをつけるのではなく、ちょっと考えてみたいと思ったのであった。謙虚な「反省」をよしとする習いに従ったのだと思うが、それではポジティブな発想にはつながらない。反省以前に、ありのままの事実をみつめることが重要な意味をもつ。それでこそ「失敗から学ぶ」ことができるのではないだろうか。

看護ロボット化の時代

　上に述べたことは、マニュアルにはない「偶然」に学生の心が反応してしまったから起きたことである。心は技術にとって障害要因なのか？ とも書いた。看護実践から心を取り除く

87

ことはできないことを考えると、Sのような失敗をなくすには"注射ロボット"を開発すればいいと考える向きもあるだろう。「機械にできることは機械にまかせるべきだ」とはよく聞く意見である。しかし、そうなると「失敗から学ぶ」という教育的に貴重な体験が失われることになる。

　私の場合、看護ロボットと言って真っ先に思い浮かぶのは、時代錯誤だと笑われそうだが、ICUで使う人工呼吸器や観察モニターである。私はバイタルサインの異常をキャッチするための補助装置ととらえていたが、医師、看護師に代わってバイタイルサインを測定し、異常があればピーっと鳴って知らせてくれる。いわば観察用の看護ロボットである。処置に追われて継続的な測定が難しい看護師には頼りになる存在であった。

　在職当時、モニターを装着していても、看護師は再度自分で測定し直していた。誰かに言われてそうしているわけではない。精密な機械だからといって正確だとは限らないし、機械の不備や故障がわかってから患者の異変に気づいても取り返しがつかないからである。加えて、看護師は測定しつつ、医療処置の影響や回復状態をアセスメントし、次になすべきことを判断している。それを患者に知らせる。その時の看護師の笑顔と手のぬくもり、看護師の存在自体が、機械音に悩まされている患者の心を安らげているはずである。どんなに性能が優れたテクノロジー（ロボット）でも、人間が介在しなければ「看護の技術」にならない。人間を全体的にとらえる看護師のまなざしに勝るテクノロジーはないと思っていた。

　ところが、である。コロナ禍で、ICUに働く看護師の様子が報道されていたが、感染予防の防護衣と眼鏡をまとった看護師

の表情は見えなかった。やむを得ないとは思うが、患者は日々、このように顔の見えない看護師と接しているのだろう。まるで宇宙人に囲まれているようで、私だったら落ち着かない。「人間らしさ」に関する関心が日々薄れていくのではないかと心配になった。

　なんやかんや心配しても、テクノロジー化の波は止まらない。いずれ、臨床の場にも看護ロボット化の時代がやってくるのであろう。看護実践の技術化が否応なく進むとして、それが心を排除し、経験や人間的な経験から学ぶ機会を奪う機械化やAI化に頼ることだとしたら、それを看護の進歩と言えるだろうか？　看護師にとって、それ以上に患者にとって、それがどういう意味をもつのか、もっと問題にされなければならないと思う。看護師の熟練とか経験の豊かさとして蓄えられる暗黙知・実践知のもつ価値が、科学的知識や技術的な進歩に置き換えられてしまうことに、何か割り切れないものを感じる。

Ⅰ　看護と科学

テクノロジーの進歩と看護

内面の葛藤を隠す仮面

　確かキューブラー・ロスだったと思うが、多くの医師や看護師の姿を観察した結果として、彼らが、患者に対する純粋な関心をもちながら、自分自身のフラストレーションを極力隠している様、また、患者への強い共感と関心が一方にありながら、他方では職業柄身につけておかなければならないと心得ている仮面（マスク）を維持するという、深刻な内面の葛藤に悩む様子が見て取れると、何かに書いていた。患者との関係で仮面は着けたくないと思っている私だが、「身に覚えがない」とも言い切れず、忘れられずに覚えているのである。

　それを思い出したとき、実習に出た看護学生が、「間違ってはいけない」「失敗してはいけない」というプレッシャーから消極的になり、ぎこちない動きをする場面を連想した。同時に、「葛藤に悩む」学生に、何の助言もできなかった自分を思った。そして今、はっとして気づいた。「なぜ？」にこだわっていた私の講義は、「患者に対する純粋な関心」を抑圧していたことにならないか？　と。科学的思考は実際役に立ち、実践の推進力になることを教えたつもりだったが、私の伝え方は杓子定規であった。看護経験の乏しい学生には、実際の状況を見極める能力がまだ育っていない。なかには、「根拠が曖昧な看護はよくないから」と、患者に対する誠実な思いや感性を抑圧して、

90

初心者らしい斬新な発想を活かせずに葛藤した学生がいたかもしれない。

　思い返せば、科学的な正しさに対する疑問に悩む学生に対しても、あなたたちが発した問いはとても大切な問題だとは伝えたものの、そこに踏みとどまって、学生と一緒に[註12]考えを深めることはしなかった。「なぜ？」を追求して科学的であろうとした私と、その科学的態度を学生の前でつらぬけていない現実の私がいた。建前と本音の間で葛藤し、学生や看護に対する私の思いが生かされていないという点で、私もキューブラー・ロスが見てきた医療者と同じである。

患者を動かす力

　科学の答えは1つで、それが患者にとって最善の方法であるなら、葛藤することなどあり得ないのであるが、看護師はしばしば葛藤したり、仮面を着けたりする。そういえば、こんなこともあった。

＊

　実習中、ストーマの造設を予定している患者を受け持った学生から「患者はストーマを受容できていない。どうすれば、受容してもらえるか？」と相談された。事情はこうだ。

　医師も家族も、癌を取り切った上でストーマを造設することを勧めた。が、患者は「医療が進んでいる今、なぜストーマなのか？」と手術を渋っていた。学生は患者の訴えを当然と思い

註12 ●ということは、教師の仮面をはずして、問題そのものに向き合うということである。

つつも、「早く受容して、前向きに治療を受け、今後の人生を頑張って生きてほしい」と願っていた。「なぜ?」に苦しむ患者を労しく思ったのもあるが、学生は「受容しないまま手術を受けたら、術後、ストーマを着けた自分の体を受け入れられないのではないか」と案じ、「患者がストーマを受容できるような看護をしたい」と思ったようであった。が、説得する家族に、患者が「ストーマを着けるのはワシやから……」と話すのを傍聴し、患者の身になり切れていない自分を自覚し、患者を理解するのは容易なことではないとも思ったらしい。実際、学生が何かを話しかけても反応が鈍く、ストーマのことを患者がどう理解しているのか、さっぱりわからない。悩む患者を前に、学生はどうかかわればいいのかわからず、困っていた。

　命を優先しストーマを造設する選択も、ストーマを嫌がる患者に「受容を促す看護を計画する」のも、科学的には正しい。しかし、合理的で正しいだけでは患者は納得しないし、「科学の正しさ」が患者を追い詰める可能性だってある。どうしたらいいのか?

　もしかしたら、患者とかかわる以前の学生は、診断と治療方針を聞いた時点で事情を理解、納得して受け入れるのが患者にとって賢い選択で、それが受容だと考えていたのかもしれない。学生は、それまで「受容」について考えたことも、ストーマを見たこともなかった。ただ講義で聞いた知識と言葉で「受容できれば患者の怒りや悲しみが少なくなるだろう。術後の訓練もスムーズにできるに違いない」と、受容を促す看護を思いついたのである。接しているうちに、「本人が納得できないのに、無理やり受容を求める自分の考えは理不尽ではないか」と

も思ったが、すぐに、「命には代えられない。自分の弱気は患者のためにならない。医師や家族と同調するのが看護学生の役割ではないか」との考えも浮かんだ。いずれを選択するにしても、患者がストーマを受容するプロセスがまったくイメージできない。

　学生の話からは、学生の必死な思いが伝わった。聞きながら私は「学生がいま話していることを患者に聞いてもらいたい。学生のありのままを患者に知ってほしい」と思った。そこで、「あなたも、頭ではそうかもしれないとわかっても、できないことってあるわよね。これは難しい問題で、「どうしたら受容してもらえるか」は人によって違うから、私にもわからない。ただ、患者が話をされないのは逃げているわけではなくて、ご自分と向き合っておられるからかもしれない。とりあえず、患者さんと行動を共にしながら、あなたが考えたり感じたりしたことをそのまま患者さんに伝えてみてはどうか。返事をされなくても、話は聞いておられるはずだから」と伝えてみた。

　学生は考えていたようだが、患者の日課に合わせて行動を共にし、空いた時間には、認定看護師が行なっている「ストーマ外来」を見学したりしていた。そして、その時に外来患者から聞いた「臭いが気になる」などのストーマ体験も隠さずに患者に伝えたようである。詳細は略すが、二人の会話を書いた実習記録からは、患者のストーマに対する複雑な思いや変化が読み取れた。患者は学生にいろいろ質問するようになり、それを聞いた学生は、「患者はこんなことを知りたいと思っていたのか、こんな情報が患者の役に立つのだ、とわかってよかった」と書いていた。私は、その記録に「よかったね。患者から学んだこ

とをそのまま患者に伝えるように」とコメントした。

　術前、患者と学生は、術後に備えていろいろと準備したようだが、術後、下痢をしたとき排泄の処理に失敗してしまった。学生は落ち込まれるのではないかと案じたが、患者にそんな素振りはなく、「みんなこうやって悩んでいるのやろうなぁ」と話されたらしい。私はそれを聞いて、「患者には今、ストーマを着けた「仲間」がいて孤独ではない。患者はストーマをご自分の体の一部として受け容れられたのかもしれない」とほっとした。ストーマの受容はそう簡単ではないので実際はわからないが、その後主体的に取り組むようになったのは事実である。

　それから私はふと思った。学生の葛藤やさまざまな思いは、患者に対する人間愛の表われであり、それをキャッチした患者が、孤独から解放されたのではないか、と。

＊

　科学の答えは１つである。したがって、科学的な看護では葛藤も共感も起きることはない。しかし、患者を動かす力になるのは、看護師の葛藤や共感を伴う看護であることも少なくないのである。

ターミナルケアからの問い

　話を冒頭のキューブラー・ロスの懸念に戻す。彼女は初心者の特徴に目を向けているのではない。現役のプロフェッション、エキスパートナースが、死にゆく人のケアにおいても職業人の仮面をつけて仕事に臨んでいること、すなわち個人的な感情や内面の葛藤は表に出さないという規範にしばられていることを見抜いて、ほんとうにそれでいいのか？ と問いかけたの

だと思う。

今ではターミナルケアもホスピスの存在もよく知られ、そのための医学・医療も進み、施設やサービスの仕組みも普及しているが、キューブラー・ロスの懸念は解かれたのだろうか。

いくら治療技術が進んでも、人に死が訪れることは変わらない（生命科学が不老不死を可能にする時代が来るというような話はひとまず置くとして）。したがって、ターミナルケアも変わらず人間が担う仕事であり、キューブラー・ロスが指摘した内面の問題もそう変わってはいないと思うが、私の知る限り、その後看護師自身の問題として議論が深められた形跡はない。

それよりも、"デジタル革命"による変化の波は急で、人間自身の問題は置き去りにされていることに危惧を覚える。医療においても、医学の進歩と高度な治療技術（テクノロジー）がもたらす「恩恵」にばかり目が向き、医療を担う人間の役割が軽視される[註13]傾向が見られはしないか？

人間に代わるロボット化、更には人間の能力を超えたAIの実用化が急速に進む今日、人間の影は薄くなる一方である。「人間にできることは機械にもできる」と、当たりまえのように考えている人のほうが多いかもしれない。AIロボットによる「ケア」を希望する人がいてもおかしくない。しかし、ターミナル

註13●しかし実際には、医師や看護師の対人関係的な技術（アート、スキル）なしに、患者が望む恩恵が実現するかといえば、そうはいかない現実を知ることが多いのであるが。科学の光が先を照らしてはいるが、「灯台下暗し」とでも言おうか。いわば、暗い夜に不安を抱えている患者にとって、いま、ここを照らす灯りが、まず必要なのである。**看護はその灯りをともす役割がある。**

ケアはテクノロジーに置き換えられるだろうか？

　もし、それで代行してもらえるなら、職業人の仮面はいらないし、内面の葛藤もなくなる。私は、そんな「進歩」は考えたくもないが、デジタル革命による時代の変わりようを見ると、あながち杞憂とも言えなくなってくる。

　しかし、看護師ならここでよく考えてみなければならない。そのような進歩によって内面の葛藤から解放されたとき、自分は何者になるのか？　ロボットのコントロールが人間愛の発露になるのか？

テクノロジーは万能か？

「ロボットのような技術や判断」と言えば、看護師の多くはまだ、質の低い看護のことを言っていると受けとるであろう。しかし、論理的思考のスピードが人間の頭脳を超えた AI に対してはどうだろうか？　電子カルテが行き渡った現在、どれだけの看護師が、電子カルテのシステムを「使う」ことによって質の高い看護を提供しているという実感を得ているだろうか。

　そう遠くない時期（もう既にかもしれない）、電子カルテと「チャット GPT」を連携させて「看護」を問う時代が来る。過去の研究結果と大量のデータから導かれる AI の回答は、1 人の看護師が限られた知識・情報をもとに考える看護計画よりも合理性において上回るはずだと考えられる。しかも、チャット GPT は、問いを発すればあっという間の短時間に回答をしてくれる（らしい）。多忙で、考えたり悩んだりする時間がもてない看護師には便利なシステムである。歓迎する看護師もいるだろう。しかし AI は「人間の情動」を理解できない（らしい）。

ということは、人間がトラウマを負うことも、傷を少しずつ癒すことも「理解」できない。言語にすることはできても、人間の感情や生き甲斐について共感することもできない。AIや電子カルテに「使われている」だけの看護にならないことを、ただ祈るばかりである。

名人はいらない？

　自動機械化のテクノロジーが急速に進む環境の中で、看護師は、専門職業人としての人間的な成長、実力のレベルアップをどのように図ればいいのだろうか。

　看護技術はどうなるのだろう。熟練には、無意識的に実施できるほど反復して練習する必要がある。しかし、技術が機械的な操作に置き換われば、そんな訓練は不要になる。それで、看護師はどう育っていくのだろうか。

　あえて、当たりまえのことを書いてみる。

　かつて、看護大学の教員になるには最低５年以上の臨床経験が必要とされた。看護の知識だけでなく、人間力が求められるからである。看護師は自分とは年齢や生活歴、人間性、生き方も違う人を、ひとりの人間として理解し、尊重し、健康問題を解決しなければいけない。そのためには、それなりの経験が欠かせない。看護には一期一会の実体験からしか学べないことが一杯ある。人間とは、看護とは、環境とは、健康とは何かを、患者から教えてもらう体験である。

　ところが、昔の経験伝授的な教育観と対比するためだろうが、近年、「名人はいらない」と考える人がいる。この場合の「名人」とはどのような人のことを指すのか？　なぜ「いらない」と思

うのだろう。「実体験などなくても、チャット GPT が教えて
くれる」とでも思っているのだろうか。一方で、ベナーの"達
人ナース"論がもてはやされていたことを、どう考えたらいい
のか。名人と達人に大した違いがあるとは思えないのだが。

看護には未だ科学に非ざる領域がある

科学と非・未科学

　看護という仕事には、人間にしかできないこと、人間にしか計れないものがいっぱいある、と私は思っている。ケアリングとはそのような看護を指す。「至福の体験」（☞ p 33-35）をもたらすものなので、看護師はそれを大切に思っている。

　少なくとも、私の思っている看護（ケアリング）は自然科学のルールに当てはまらない。無理にあてはめようとすると、「私の」看護でなくなってしまう。

　看護には科学が必要であるし、科学で説明できること、科学的な知識が役立つことが多々あるが、ケアリングとしての看護を科学と同じ土俵に乗せるのには無理がある。どう考えたらいいのか？

　河合は、科学が「すべてではない」と考える（☞ p77-78）。中屋敷や宇津木氏も同様で、それに従えば、「看護学には科学と非科学がある」という考え方になるだろう。この場合の「非」は、「否」でも「反」でもない。「科学に非ず」ということは、今は科学的に解明する方法をもたないので、科学にならないという事実を述べたまでのこと。いずれ科学的に解明されるかもしれない、その可能性を否定しているわけではない。そう考えて、「非」を「未」に置き換えて「看護学には科学と未科学がある」と言ってみた。これなら、私にもすっと腑に落ちる。

Ⅰ　看護と科学

しかしまた、科学は進歩しつづける。それでも未解明がゼロになることはない。科学は無限運動であり、調べれば調べるほど、わからないことが増える。すべてを完全にわかることはあり得ないと考えられている。

「科学の進歩は非科学的な壁に対する挑戦の歴史であり、その壁は現象的な事実とともに決してなくならない」と宇津木氏は言われる。さらに、「科学と非科学は矛盾も背反もしない。看護が科学的であるためには、むしろ非科学（科学的には扱わない領域）を認める態度が必要である」とも。

問いを発する心

大学の紀要に論文を投稿していた当時、「科学ではない」と言われると、看護はレベルが低いと言われているようで嫌だった。ところが、「非」「未」の意味を了解すると、科学でないことに劣等感をもつ必要はないと思えて、なんだか胸がすっきりした。背伸びして「科学であろう」としなくていいのである。「看護には未だ科学に非ざる領域がある」と素直に認めること。科学的であるように装うことは欺瞞であり、むしろ、科学に反することだ。

学生が抱いたナイーブな疑問（☞プロローグ）は、看護と科学の本質を突く実に重要な問いであった。今の学生たちも、基礎教育の場で同じような疑問を発しているのだろうか。そうであってほしいと思う。

II

疎外される人間

目を向けなければ問題にならない

　人間には人間らしく生きる権利が与えられている。自分のことは自分で決めて、自分が望むような生き方をする。法律や制度を犯さず、他人に迷惑をかけない限り、好きなように生きることができる。人は自分で決めたことを自分なりの方法で実行することで、自分らしく生きられる。人間としての権利と尊厳もそこにあるはずである。

　ところが、病や障害、加齢などによって心身に不調をきたすとそうはいかなくなる。誰かに頼ることなしに自分の思うようにはならないことが増えてくる。医療者によるサポートも必要になる。そうなると、制度や医療資源（治療技術、設備、マンパワー）の事情の制約を受け、また、実際にかかわる主治医の方針や考え方、看護師をはじめ世話をする人の意向に合わせなければならない。そのとき、あくまで「自分らしく生きる」ことをつらぬけるほど強い患者はどれだけいるだろうか。病気になるということは、単に体の障害や機能不全に見舞われるというだけでなく、自立し、自律的な主体として生きる権利や尊厳をも脅かされることになりかねない。

　看護は個人の独自性や人間性を重んじる。患者や家族が自身の意思表示が難しいとき、その代弁者となる役割をも担うのが看護師である。その建前を否定する者はいないだろう。しかし、日々の具体的な業務の中で、看護師はそのような役割をどのよ

うに果たしているか？　今は治療に伴う業務を行なうためのマニュアルにもいちいち「患者への配慮」が盛り込まれるようになったので、それを遵守すればいいと考える向きもあるだろうが、それで済む問題ばかりではない。その時、その場で考えなければならない予期せぬ問題がある。

　ただし、ここでいう問題は、それに目を向けなければ問題にならない、あるいは「問題にされない」ということもおさえておこう。また、正しい解決が見つかる保証もない。とすれば、あえて「問題にしない」ほうが賢明なのかもしれない。しかし、「考えなければならない問題」のない現場、すなわちすべてがマニュアルで片づく、あるいは片づけてしまうような現場に、果たして看護があると言えるだろうか。

確かな知識から生じる無知

全体をほのかに照らす月明かり

「科学の灯り」と題する江本伸悟[註14]の文章を読んだ。シッダールタ・ムカジー[註15]著『不確かな医学』(野中大輔訳、朝日出版社、2018年)の解説として書かれたものである(同書に別紙として挟み込まれていた)。江本は、「ふたつの無知があるように思う。何かを知らないままでいる無知と、何かを知ったことで生じる無知がある」と言う。

どういうことかというと、街灯の下で腰を屈めて探しものをしている男の滑稽噺から始まる。その男は街灯の下だけを探している。そこは明るくてよく見えるからである。「明かりがないと探せない」と思い込んでいる男は、そこしか見ようとしな

註14●東京大学大学院にて博士号(科学)を取得。これが書かれた時点では私塾・松葉舎を主催。ファッション、ダンス、芸能などさまざまな分野の専門家と共同して生命や意識の問題に取り組む。

註15●腫瘍内科医、癌の研究者。『病の皇帝「がん」に挑む：人類4000年の苦闘』(田中文訳、早川書房)により2011年のピューリッツァー賞一般ノンフィクション部門を受賞している。ムカジーは「正しい診断のためには、患者との対話の中で生まれる直感的な判断を必要とする。医学を体系化したり、普遍的な法則に還元したりしてしまうのではなく、むしろ、医学の不確かで、不正確で、不完全な姿をそのままに、「医学の法則」として、押し固める道を選んだのであろう」(江本による)。

い。目に見えない暗闇の中を、例えば手探りで探すことはしないのである。これすなわち「科学」という明かりの下で見えるものしか見ようとしない、科学的な知を絶対視する近代人の暗喩なわけである。

　何かを知るということは、一方で、何かが忘れられていくということである。明るさが増せば増すほど、明かりの下でしかものを見ようとしなくなる。このような、知と無知のジレンマを指摘した上で、江本は「局所を照らす街灯ではなく、世の全体をほのかに照らす月明かりのような科学は果たして可能なのだろうか」と述べる。

看護診断のジレンマ

　かつて、看護師も、看護診断の正確を期すために、診断名の定義にこだわった時期がある。それに対して、私はどこか疑問を感じていた。それは、診断という明かりの下でしかものが見えない（見ようとしない）、知と無知のジレンマを察知したからに違いない。確かに、看護師の判断は正しくあるべきであり、看護診断は明確な根拠になり得るだろう。しかし、そこに「看護が求める正解」があるとは限らない。看護法も１つとは限らない。それが臨床の現実である。「診断の確かさ」にこだわっていると、看護が本質から外れていくことがある。そのような思いを抱いていた私だから、科学の灯り（知識・理論）だけでは足りないというのは「我が意を得たり」であったが、科学的な知そのものが「無知」を生んでしまうというラディカルな認識にまで考えが及ぶことはなかった。

「人は、自分が何を失いつつあるのかすら分からないままに、

それを失っていくことになる」という江本の言にはドキッとした。そして、はるか昔のB君のことが思い出された。

病状ばかりに目が行っていた

　地域の病院の紹介で、中学生のB君が転院してきた。ところが、腹部腫瘍はかなり進行しており、腸瘻が腹部の皮膚に開放されていた。食事はもちろん、水も飲めず、一日に何度も包帯交換をしなければ病室に悪臭が漂った。持続する点滴と頻回の包帯交換など、B君の苦痛ははかりしれない。「なぜ、今まで……」、なぜもっと早くに来なかったのかと誰もが思った。それでも、スタッフは家族と離れて療養するB君を労しく思い、あれこれと世話を焼いていた。私も何かと用事を作ってB君を見舞っていたが、できることは限られている。なす術がないまま時間が過ぎていくのが歯がゆかった。

　ある時、「4月から、妹が僕の上級生になるねん」と話しかけてきた。「妹がいらなくなった教科書を持ってきて、学校で習ったことを教えてくれるねん……」。病んでいなければ、彼は兄として妹に勉強を教える立場だったはずなのにと思う私にお構いなく、B君は、本をめくりながら、勉強するのが楽しみだということを話した。その時になって、私は、彼が学習の遅れを気にしていること、そして何より「勉強したい」と思っていることに気づいた。私は、中学生のB君には当たり前の、人間としての成長欲求を見逃していた。

　当時、小児科病棟には腎疾患で長期に入院する小・中学生のための「特別支援学級」が設けられていた。もし、転院してきた時に直ぐ申し込んでいたら、教師がベッドサイドに来てくれ

107

ていたはずだったのに。私たちは彼の病状にばかり目が行っていた。そのことに気がついて私はショックを受けたが、彼は屈託がない。その後も、訪室の度に「日曜日に妹が来て教えてくれたよ」とか、「覚えないといけない新しい漢字がたくさんある」とか言ってうれしそうに話した。

彼が逝ってしばらくして、テレビで、10歳の子どもが「癌を知らせなかった両親を許せない」と怒っているのを見た。「病気は僕のことだ。いくら親でも今まで黙っていたのは許せない。もっと早く知りたかった」と。わかっていたら彼はしたいことがあったようだった。彼は治ると思っていたから「治ったら……」と思っていたらしい。私は驚いた。「子どもにがんを伝えるのは過酷だ」は大人の勝手な憶測で、子どもではあっても「自分のことは自分で決められる。考えることができる」と知った。やりたいことをするのに、残りの時間は関係ない。

B君が入院した時点で、おおよその経過・転帰はわかっていた。私たち看護師は、治らない進行がんだから「勉強は無意味だ」と思ったわけではない。しかし、B君が中学生なら当たり前の、勉強のことを思っていることを忘れていた。B君を「病」でしか見ていなかったのだ。私は発病する前のB君を知らない。どんな教科が好きで、何が苦手だったのか？　どんなクラブ活動に入っていたのか？　毎日家族とどんな会話をしていたのか？　もし、私が尋ねていたらきっと、B君は入院までの自分をいきいきと話してくれたに違いない。

もうひとつ気がついたことがある。B君は中学生だ。テレビで見た少年よりも年上だ。体のことも判断できる年齢だから、病が尋常でないのも、治癒が難しいことも察していただろう。

誰かに自分の考えや気持ちを聞いてもらいたかったのではない
だろうか。彼は私に何も尋ねなかったし、何も話さなかった。
もしかしたら、「これを話したら（聞かされた私が）困るだろ
う」と、逆に思いやられていたのかもしれない。

　もし、私が病気のことやしたいことを尋ねたら、B君は何を
話しただろうか。時間が限られている B 君だからこそ、する
べきこと、しなければいけないことがあったはずなのだ。それ
を知ってできるようにするのが看護師の務めなのに、なぜ私に
それができなかったのか。

寺田寅彦「科学者とあたま」

　「科学者になるには『あたま』がよくなくてはいけない。」
これは普通世人の口にする一つの命題である。これはある意
味では本当だと思われる。しかし、一方でまた「科学者はあ
たまが悪くなくてはいけない」という命題も、ある意味では
やはり本当である。

　寺田寅彦の「科学者とあたま」というエッセーの冒頭の一
文である（『寺田寅彦：科学者とあたま』平凡社、STANDARD BOOKS、
2016 年）。一般に、頭のよさとは理性的に優れていることを意
味する。その内実は知識の豊かさ、観察力、洞察力、論理的な
思考力などが思い浮かぶ。難しい問題に直面したり、選択に
迷ったりしたとき、人間はまず理性的な頭をはたらかせるであ
ろう。科学はその成果であり、それとともに進歩してきたわけ
であるから、常識的に考えれば、科学者は頭のよい人のはずで

II 疎外される人間

ある。が、寺田は「あたまが悪くなくてはいけない」という一見正反対の命題も同時に掲げている。彼の言う「あたまの悪さ」とは、単に馬鹿とか知能の低さとかを指すのではない。普通の人には当たりまえで、「わかりきったこと」のように思われる現象にも、納得できないで思い悩んでしまうような、簡単にはわかってしまうことのできない頭のはたらきかたを指しており、「普通の頭の悪い人よりも、もっともっと物分かりの悪い呑込みの悪い田舎者であり朴念仁でなければならない」と言うのである。

寅彦はその理由をさまざまな例をあげて説明している。例えば、頭のいい人を「脚の早い旅人」にたとえ、「人より先に人のまだ行かない処へ行き着くことも出来る代わりに、途中の道傍あるいはちょっとした脇道にある肝心なものを見落とす恐れがある」のに対し、「脚ののろい人は、ずっと後からおくれて来て訳もなくその大事な宝物を拾っていく場合がある」と。そして、「頭のいい人は、いわば富士の裾野まで来て、そこから頂上を眺めただけで、それで富士の全体を呑込んで東京へ引き返すという心配がある。富士はやはり、登ってみなければわからない」と言っている。さらに、

頭の悪い人は頭のいい人が考えて、はじめから駄目に決まっているような試みを、一生懸命つづけている。やっと、それが駄目と分かる頃には、しかし、大抵何かしら駄目でない他のものの糸口を取り上げている。そうしてそれは、そのはじめから駄目な試みをあえてしなかった人には決して手に触れる機会のないような糸口である場合も少なくない。自然

は書卓の前で手を束ねて空中に画を描いている人からは逃げ出して、自然の真中へ赤裸で飛び込んでくる人にのみその神秘の扉を開いて見せるからである。（前掲書、p17）

　頭がよくて、そうして、自分を頭がいいと思い利口だと思う人は先生にはなれても科学者にはなれない。人間の頭の力の限界を自覚して大自然の前に愚かな赤裸の自分を投げ出し、そうしてただ大自然の直接の教えにのみ傾聴する覚悟があって、初めて科学者になれるのである。（同、p20）

と、絶妙な文が続く。私は感嘆しつつ深くうなずいた。いつもなら、直ぐにも元気をもらうところである。が、私自身、「はじめから駄目な試みをあえてしなかった人には……」という言葉に突かれて、グサッときてしまった。

ビギナーズラックが意味するもの

　私は科学者ではないし、頭がいいわけでもないが、長く勤めていたおかげでいくばくかの知識と経験はある。B君に「いい時間を過ごしてほしい」と心から願い、私なりの工夫もしているから、B君にとっては「最善の看護ができている」はずだった。ところが、もっとも大事なことが抜けていた。

　もし、知識や経験が少ない学生がB君の受け持ちだったらどうしていただろう。学生の頭がいいとか悪いとかいうことではなく、学習途上だから知識や経験は私よりもずっと少ないはずだが、固定観念にとらわれることは少なく、ありったけの知識と感性をはたらかせ、自由な発想ができたかもしれない。そ

して、看護法や対話に自信がないので、謙虚に「これでいいのか?」と繰り返し考えたであろう。学生ならではの柔軟な発想で、「B君にできること、できそうなこと」を見つけたのではないだろうか。B君の希望や意見を聞いて、それをB君と一緒に実現しようとしたのではないだろうか。そんな学生になら、B君も自然と病のことや不安な気持ちを話せたかもしれない。学生は応答に困るかもしれない。それでもきっと、B君と一緒になって真剣に考えたはずだ。そのようなかかわりが豊かな価値ある時間をつくりだす。

　ビギナーズラックと呼ばれる現象はそれなのかもしれない。単なる偶然で起きることではないのだ。それこそ「科学の灯り」の下で見失っていた宝ものに違いない。見失ったのは科学のせいではない、私が見失っていたのである。

思う力

　第58回点字毎日文化賞を受賞した藤野高明さんの紹介記事(毎日新聞、2022年11月5日)に、こう書かれていた。

　終戦翌年の1946年の夏、藤野さんは、2歳年下で当時5歳だった弟と自宅近くの小川で遊んでいた時、単4電池ほどの部品を持ち帰った。不発弾とは気づかずに、その穴にくぎを差し込んだ途端、爆発した。自身は両目の視力と両手を失った。弟は即死だった。地元福岡の盲学校への入学を希望したが、「両手がなければ点字の読み書きができない」と認められず、不就学を余儀なくされた。18歳の時、人生の転機が訪れた。入院した病院で看護学生が作家、北条民雄の

「いのちの初夜」を朗読してくれた。手が使えないハンセン病患者が、唇で点字を読んでいることを知った。同様に読めるようになった点字は、人生を切り開く「希望の文字」になった。20歳で大阪市の盲学校に入学。点字で教員試験に合格し、世界史担当教員として63歳まで母校の教壇に立った。

口で詩と絵を書かれる星野富弘（2024年4月28日没、享年78）の場合も、看護学生とのかかわりがあった。星野が仰臥位で字を書く練習をしているのを見た看護学生が、側臥位で書くことを勧めた。基礎看護学で学んだボディメカニックスの理からである。ご自身の並々ならぬ努力があっての現在なのはもちろんであるが、学生の素直な発想によるはたらきかけががきっかけになったのも事実である。

それにしても、藤野氏に寄り添い、北条民雄を読み聞かせるまでの間、学生は何を思い、どう考えたのだろう？ 私ではとてもこんなアイディアは浮かばないし、万一浮かんだとしても実際に読み聞かせることまではできなかったと思う。思いやりが足りないせいではないと思いたいが、よくよく考えると、患者ご本人に断りもなく勝手に限界を設け、自分の「理性」が優先する私は、「思う力」が足りないと認めざるを得ない。

＊

江本の「科学の灯り」を読まなければ、B君のことを思い出さなかっただろう。その意味でも『不確かな医学』を読めてよかった。同書の内容には啓発され学ぶことがとても多かったのであるが、ひとつ気になったことがある。

著者のムカジーは医師で、江本は科学者（哲学者）だが、臨

II 疎外される人間

床の場で起こっていること、看護や医療者の役割関係について、どれほどの知識を持っているのだろうか。両氏とも「医療は医師が行なっている」としか思っておらず、看護師の存在はまったく視野に入っていないように思われる。看護に対しては批判も言及もない。

　看護が等閑に付されているのは不満である。しかし、他に期待するのでなく、医師の治療行為とは区別された看護のはたらきを、看護師自身が発信できていないこと、すなわち、生きた人間とのかかわりをとおして人間の実相を浮かび上がらせるような看護研究や看護学の成果がまだまだ足りない、ということに思い至るべきなのであろう。

マニュアルと人間

マニュアルによる操作がもたらすもの

　三交替勤務やチームワークが基本の看護師には、業務のマニュアル化（標準化）は避けて通れない。専門知識と技術、施設の目的や考え方、看護チームの取り決めなどを明文化してスタッフ間の意思の疎通を図っている。通常、マニュアルどおり業務を遂行すれば想定どおりの結果が得られる。判断を誤って患者や他のスタッフに迷惑をかけることも少ない。万一、想定外の結果が出たとしても、マニュアルどおりに実施していれば、個人が責任を問われることもないだろう。それゆえマニュアルは有用であり、必要性を疑う声は聞かない。それなのに、「マニュアル人間」は、ほめ言葉になっていない。そう呼ばれて名誉と思えないのはなぜか？

　河合隼雄は、不登校の子どもを連れて相談に来た父親から、「現在は科学が進歩してボタンひとつ操作するだけで人間が月まで行けるのに、うちの子どもを学校へ行かせるボタンはないのか？」と相談されたそうである（『心理療法序説』p61、岩波書店、1992年）。つまり、この父親は我が子を学校へ行かせるのに「科学的方法」に頼ろうとしているのである。それに対して河合は「科学的な方法に頼るとするならば、父親と子どもの間に完全なる「切断」が生じていなくてはならない」と述べ、科学によって人を操作しようとすることの危うさを指摘している。そうな

れば、息子は「父親は自分を人間扱いしてくれていない（愛されていない）」と感じとって、余計に悪い方向に向かう可能性がある。

　なんと鋭い指摘だろう。私は科学をマニュアルに置き換えて、マニュアル人間では駄目な理由が腑に落ちた。それにしても、そのことを私たちはどれだけ自覚しているだろうか。

　考えてみれば、それに類したことがたくさんある。例えば、子どもは「ほめて育てる」とか「正しい叱り方をする」とか、育児・教育論議が何度もくりかえされている。親は自分の子どもだから自分の思いどおり「よい子」に育てたいと思っていて、それに「成功した」経験者の話を聞きたがる。しかし、それを見習うことでどれだけの人が成功したのだろう？　当てが外れて「思うとおりにはいかない」ことを覚った人のほうが多いのではないだろうか。私としては、それをどのように反省できたかを知りたいと思うのだが、そこに焦点をあてた話ははやらないようだ。

情報収集と会話

　基礎看護実習の初日、受け持ち患者の情報収集に行った学生から「会話が続かない。どうしたらいいか」と相談を受けた。以下は、学生から提出されたその時のプロセスレコードである。

（学生のレポートなので、私が「先生」に、学生が「私」になっている。）
先生1：そう？　どうしたらいいかしらねぇ……なぜ、続かなかったのか、どうしたらいいか、一緒に考えてみましょう。どんなふうに話し始めたのか、話してみない？

私1：年齢や病名はカルテでわかっていましたから、最初に、家族のことを聞きました。

先生2：ご家族のことを話されるとき、患者さんはどんな様子だった？

私2：なんとなく硬い表情のようで……

先生3：そう。それで……そんな患者さんに気づいて、あなたはどうしたの？

私3：話題を変えて食事のことを聞きました。

先生4：患者さんはどうして硬い表情をされたのかなぁ？

私4：わかりません。

先生5：そうね。このままではわからないわねぇ。あなたはどうして患者さんのことを知りたいと思ったの？　患者さんのことを知って、どうしたいと思っていたの？

私5：えっ！それは看護計画を立てて……、考えてみます。

翌日提出した実習記録に、学生はこう書いていた。

　面接後、レポートの項目を埋めるために「情報収集」をしていた自分に気がついた。患者さんの硬い表情に気がついていたのに、私は、入院されているのだから、心配ごとがあるのは仕方のないことだと思い、そのことに触れなかった。理由を確かめるのが不安だったからで、そういう自分の行為は患者さんに失礼であった。患者さんの気持ちを無視しているとその時の患者さんに合った声かけはできないし、患者さんも私に応えてくれない。

　以前、学内で筋肉注射の実習をしたとき、「相手の学生

が痛いだろうなぁ」と思うと手が震えてできなかった。その時は、相手の学生を人形だと思うことにして、なんとか実施できた。が、人形だと思っていたから、終わったとき、友達のように「痛かった？　ごめんね」って労わりの声かけができなかった。情報収集の時に患者さんと会話が続かなかったのは、私が自分の不安を隠すため、患者さんの気持ちを無視していたからだと思う。

　私は筋肉注射の実習のことは知らなかった。これを読んだとき、思ってもみなかったことなので驚くと同時に、「なるほど」と思った。話題を変えたのは患者さんに失礼だったと思うことのできる、学生の感性に感心した。

　筋肉注射の実習で「痛いだろうなぁ」と思ったのは、相手の学生を労わる気持ちからだ。手が震えたとき、咄嗟に相手の学生を人形だと思う（物体視する）ことで注射自体はなんとか実施できた。相手を「人形だと思うことにした」学生を責められない。終わった時に「痛かった？」と尋ね、手が震えてしまったことを謝ることができればよかったと、学生は反省できている。

　筋肉注射と問診では状況は違うが、この学生にとっては、相手の心情に応えていないという点では同じである。どちらも、その場しのぎにはなったが成功体験にはなっていない。幸い、私との面接場面を振り返るなかで、学生自らが注射時の対処と情報収集時の対処とが同じであることに気づき、患者との会話が続かなかったのは自分の不安が原因であると洞察できた。

　マニュアルに従って必要とされる情報項目を埋めることだけに関心が向いていたら、果たして、学生は「会話ができない」

ことに悩んだだろうか。彼女がそのような自分を見つめること
ができたことは、成長のきっかけになったに違いない。「みん
な悩んで大きくなる」のである。

マニュアル的な対応

　以下は、学生がマニュアルについて考えるきっかけとなった
学生と受け持ち患者 Q さんとの会話である（学生が書いたプロセ
スレコードによる）。Q 氏は 66 歳の男性で、肺がんと胃がんを合
併していた。今回は胃がんの手術を受けた後、間をおいて肺が
んの手術をすることになっている。一緒に「手術の必要物品」
を準備しているとき、Q 氏が学生に話しかけてきた。

　Q1：内科の病棟で告知されたとき、看護師が同席してい
　　　た。次の日も若い看護師に「今の気持ちはどうですか？」
　　　と聞かれたけど、あれはマニュアルなのか？
　学生1：(マニュアルのように聞こえるんだぁ。私も、その場に
　　　いたら同じように尋ねていたかもしれない。気をつけないといけ
　　　ないなぁ) いいえ、そんな……マニュアルではないと思
　　　います。その人は、Q さんの気持ちを聞いて、なんか力
　　　になれたらと考えたのではないでしょうか。
　Q2：昨日今日会った看護師に、自分が考えている長い人
　　　生のことを1分や2分では話せないよ。
　学生2：(確かに。告知されると、人生のことを考えるだろうけれど、
　　　簡単に人には話せないだろうなぁ) そうでしょうね。
　Q3：手術に行く時とかも患者に「頑張ってください」っ
　　　て言うだろう。あれは、患者ではなくて、医者に言うべ

き言葉だろう？　だって、患者は麻酔で意識がないんだ
し。……あんたは医者に「頑張ってください」って言っ
てくれよな。

学生3：（難しいなぁ。言われてみれば確かに、医師に頑張ってほ
しいというのはそのとおりだけれど。手術中は患者さんも頑張っ
ていると思うから、頑張ってくださいって私も言いそうだなぁ。
Qさんにはどう声かけすればいいのだろう）そうですよね。実
際に手術するのは医師ですもんね。患者さんはそう思わ
れるかもしれませんね。でも、私は、手術中は患者さん
も頑張っておられると思うんですが……

Q4：でも、やっぱり医者に頑張ってもらわないと……

学生4：（そうかもしれないけど、……なんて言えばいいのだろう）
……

Q5：それから、胃カメラとかする時に「少し痛いですよ」
とか言うやろ。「この人やったことあるのかなぁ」と思っ
て「やったことある？」って聞いたら、「ない」と答えたよ。
なんかおかしいよなぁ。やったことないのに言うのは。

学生5：（私も検査した時に同じことを思ったなぁ。私は尋ねなかっ
たけど、Qさんは尋ねたんだ。医療者に対して不信感があるのか
なぁ。それとも、1つひとつの行為をしっかりと考える人なのか
なぁ。言葉に気をつけないといけない。私はどう接すればいいの
だろう？）私も大腸ファイバーというのをしたことがあ
りますが、医師に「痛いですよ」とか言われて、自分も
したことあるのかなぁって思ったことがあります。

Q6：そうやろ。そう思うやろ。

学生6：でも、これからどんなことをするのかわからない

よりも、前もって痛いってわかったほうが心の準備がで
きてよかったように思うのですが。

Q7：でも、なんかなぁ。……マニュアルで言ってもらっ
てもなぁ。

学生7：（マニュアルには気持ちが入っていないと思っているのだ
ろうか。マニュアルで言われるのは嫌なのだろうか）……

　このやりとりの後、「患者を励ます時の言葉かけ」について
学生から相談を受けた。確かに心情の伴わない言葉は空虚であ
る。私は、「どんな時に患者さんに対して思いやりや親密な感
情をもつか、考えてみたら？」と助言したように思う。学生は
再度患者を訪室して、以下のような話をしたらしい。

（私への報告のために書かれたその時のプロセスレコードである。）

学生8：さっきQさんが言われたことについて、私なりに
考えてみたのですが、……ちょっとお話してもいいです
か？マニュアルで尋ねられても話せないって言われた
のは、そうだろうなぁと思いました。確かに、看護師は
マニュアル的というか、みんな同じように患者さんのお
気持ちを聞いていると思います。病気や手術のことを医
師から聞かれたら、いろいろと考えると思うんです。そ
れがわかっているから、看護師は、それ以外にも「何か
役に立てることはないか」と思って、「何をどう思われ
ているか」お聞きするのだと思うんです。純粋に親身な
気持ちからではないかもしれませんが、困っていること
や心配なことをうかがったら、お話の内容によって看護

師もいろんなことを考えると思うのです。初めはマニュアル的な対応というか、見落としがあるといけないから聞くというのが普通で、最初はそれでもいいと思うのですが、……翌日もまた同じことを聞かれたというのは、たぶんですが、患者さんが直ぐには何を質問したらいいのかわからなかったかもしれない、翌日になったら聞きたいことがたまっているかもしれないということを考えてのことではないでしょうか。

Q8：あぁ、それはそうかもしれんなぁ。でも、初めて会った人と立ち話をするようなことでもないよなぁ。手術が近いから神経質になってるかもしれん。が、マニュアルにもあるから一応聞いとかないと、という気持ちなんじゃないのかな。

　患者の身になって考えると、マニュアルさえ用意されていない医療機関には危ないのでかかりたくないと思うはずだが、一方で、マニュアル的に扱ってほしくないという思いも強いのである。かつて、がん患者の会で質問紙調査をさせてもらったとき、自由記載のところに以下のような意見が書かれていた。

・がん専門病院では訓練が行き届き、明るく振舞ってくれたので、病気を忘れることもあった。優しさにマニュアルはいらない。
・マニュアルにとらわれないで、豊かな人間性で患者と接してほしい。爽やかな笑顔と挨拶を大切に。
・患者と看護師という関係は、結局、人間対人間の関係だ。

それぞれの顔色が違うように、闘病者の悩みも症状も人それぞれだ。看護にマニュアルはいらない。

- しっかりと知識を学んで、一人ひとりの患者に活かしてほしい。マニュアルどおりの対応が多すぎる。
- 私が入院した病院では、看護師はマニュアルどおりに一日をそつなく消化しているようだった。全員ではないが、「この人はマニュアル人間か」と思う人を見かけた。
- 患者は大勢いると思うが、病人のつらさは一人ひとり違うと思う。マニュアルではなく、ひとりの人間である私を見てほしい。
- 看護師はとても忙しそうだ。患者をマニュアルどおりに扱っていて、個人的なことなど聞いてくれそうもない。
- 少人数の看護師で多くの患者を見ているため、マニュアルに従った流れ作業で、一人ひとりの患者にまで十分な配慮が行き届いていないのが実態ではないか。

などなど。患者の言葉はどれも重い。看護師のほうはマニュアル看護師の自覚があるかどうかはわからないが、患者のほうは一人ひとりの看護師をしっかりと見ているのがわかる。

II 疎外される人間

医療難民──マニュアルには載らない人間

納得のいかない「異常なし」

　以下は、脳神経科外来の診察医に紹介された患者S氏との
対話である。

　S氏は62歳の男性で、頭痛と高血圧のため脳神経外科の外
来を受診したが、CTなどの検査結果に異常所見はみられなかっ
た。診察医が検査結果を説明し「異常はない」と伝えたが、S
氏は納得しない。診察医の依頼で、私が代わってS氏の話を
聞くことになった。

　別室でS氏と向き合い、「看護師の立場で、生活の面から、
血圧が高くなる原因や血圧をコントロールする方法について一
緒に考えさせていただきます。それでよろしいでしょうか。医
師にも話されたと思いますが、もう一度、Sさんが経験された
こと、気がかりに思われていることをお話しいただけますか」
と伝え、面接を開始した。

　S氏によると、「阪神淡路大震災で自宅が崩壊した後、今は
集合住宅で暮らしている。一人暮らしなので、常日頃から健康
には気を配っている。先月、身体の不調を感じたので某院の内
科を受診したところ「血圧が少し高いが、疲労や年齢的なもの
なので心配はいらない」と言われた。しかし、不安なので自動
血圧計を購入、時々測定していた。10日ほど前、頭痛とふら
つきがあったので血圧を測定したところ、最高血圧が180ま

で上昇していた。すぐに同じ内科医を受診したが、やはり「異常はない」と言われ、「万一、疲れやストレスで血圧が高くなったら飲みなさい」と経口の降圧剤を処方された。ところが、それを飲むと血圧の変動が激しく、蕁麻疹が出て、上肢のしびれ感や腰痛も自覚するようになった。そこで別の内科医を受診したが、やはり異常がないと言われ、その時紹介された皮膚科や整形外科も受診してみたが「治療の必要はない」と言われた。再度、初診医に相談したところ「高血圧は気のせいだろう」と言われ神経内科医を受診するようにすすめられた。しかし、神経内科で処方された精神安定剤を飲むと胃が痛くなった。最近は食事もとれず、夜も眠れない。頭痛もひどくなった。からだがだんだん悪くなっていくようで心配だ」と言う。

　私は「確かに血圧は疲労やストレスの影響を受けやすいですが、Ｓさんご自身は、血圧が上がることについて何か心当たりはありませんか」と尋ねた。すると、Ｓ氏は「それがわからないから不安なのだ。どこも悪くないと言われても、現に血圧は高いし、からだのあちこちが痛んだりしびれたりしている」と話した。私が「そうですか。Ｓさんは実際にからだの不調を感じているから、どこも悪くないと言われても納得できないのですね。もしかして何か重要な徴候や病気を見逃されているのではないかと不安なのですね？」と応じると、Ｓ氏は「そうなんや」とうなずいた。生活状態と血圧の測定値を具体的に尋ねたが、Ｓ氏自身「血圧が高くならないように気をつけている」ようであった。

　私は次のように話した。「皆さん自分では気づいていないのですが、からだは一日中、生活状態に合わせて全身で血圧を調

Ⅱ 疎外される人間

整して体のはたらきを整えています。なので、血圧が変動する
のは当たりまえのことなのです。むしろ、必要性に合わせて体
調を整える能力があるから血圧が変化するとも言えます。もし
心配でしたら、Ｓさんの血圧の変化は必要に合わせて当然起き
る変動なのか、何か異常があって変動しているのかを調べる方
法はあります。生活状態に合わせて測定時間を決めて一日の血
圧の変化を記録するのです。そうすれば、おおよそですが何に
よって血圧が変化しているかわかります。なので、それを見て
生活状態を工夫するといいと思います。例えば、血圧が上がる
のはリラックスしましょうというサインかもしれません。体を
労るつもりで薬のお世話になるのもいいと思いますが、Ｓさん
の場合は処方された薬を飲んで胃が痛くなったと言われました
ね。これは私の想像ですが、もしかしたら、神経内科の先生は
困っているＳさんを見て早く効くようにと強めの薬を処方な
さったのかもしれません。それが合わなかったとも考えられる
ので、こういう場合はそのままにしないで、もう一度診察を受
けて、胃の負担にならないような軽めの薬に変えてほしいと頼
まれるといいのです。それと、「眠りにくい」とおっしゃって
いましたね。何か気がかりがあって眠れない時や疲れている時
は薬の効き方も普段とは違います。食事や睡眠に気をつけて体
を整えれば、全身の調整機能も高まって薬もＳさんに合った
ちょうどいい効き方になるのではないかと思います。」

　Ｓ氏はふーっと溜息をつき、「父親が入浴中に脳溢血で亡く
なったので、入浴時の発作が怖かった。お風呂は好きなのだが、
入る時には緊張することが多い。そういえば、最初血圧が上昇
したのも入浴後だった。退職したばかりで災害に遭い、年金も

受給年齢が変わってまだしばらくもらえそうにない。不運が重なり、これからの生活が不安だった」と話した。S氏は自分を省みながら、血圧上昇のきっかけに思い当たったことで気持ちが落ち着いたようだった。帰り際「念のため、血圧を測ってほしい」と希望したので、測定したところ基準値を超えてはいなかった。

疾患に固有ではなく、患者個人に固有の問題

医学は人間の心身を細分化し、専門性を高めることで発展してきた。特定の臓器や病因に強みを発揮する専門医が増えたことで、人びとは不調の種類や原因に応じて受診先を決め、効率的に最適な医療を受けられるようになった。その反面、自分の状態に適応する受診科を調べて選択する負担が増え、その判断を誤ると、適切な治療を受けられないことも起こる。また、専門の異なる別々の医師を受診することがある。その場合、複数の診断結果を総合的に判断するのは自分である。もっともよい健康管理行動ができているかどうかについて、総合的に答えてくれる医師はいないのが普通だ。そのようなリスクは、どれも患者にとっては不安の種となるだろう。

選択肢が増えることは歓迎すべきことであるが、一方で、正しい選択を誤るリスクも増えるのである。専門分野毎の診療体制で受診を間違わずに最適な医療を受けるためには、日頃から健康や保健・医療への関心を高めておく必要がある。IT化によって知識へのアクセスは容易になり、その方向に進んでいるように思われるが、S氏の場合はどう考えたらいいのだろう。

また、上述したような私の行為[16]（次ページ）は、医療において

Ⅱ 疎外される人間

どう位置づけられるのだろうか？ 訴えや症状はどの専門領域に該当するのかを考えるのが医療への入り口になるのだとすれば、私のＳ氏へのかかわりは入り口の手前でのことになる。私は、Ｓ氏を専門医の診察室へ案内するために話を聞いたわけではない。

専門の治療マニュアルに、Ｓさんの症状は載っていないだろう。だから決まった処方もない。当たりまえだし、それでいいのだと思う。専門的な治療の対象となる疾病に伴う症状ではなくて、「Ｓ氏に固有の事態」ととらえられるからだ。症状にはそのような次元で生じるものがあると考えるなら、それに対しては、特定の疾病に対する治療の方法・手段が有効でないのも当然のことである。

名医の条件

過去の人生や生活歴および現在の生活状態と関連づけて、心身の変化を診てくれるような"理想の家庭医"であれば、自然と最適な解決法が探られるであろう。いわゆる「ムンテラ」はそのような効用も含んでいるに違いない。しかし、実際を見る限り、臨床でムンテラに時間をかけ、患者の話に耳を傾けて会話を交わし、わかりやすく説明することで解決してくれる医師

註16（前ページ）●私は、看護師として（相手も私が看護師であることを認めた上で）会話させていただくかかわりを「看護面接」と呼び、看護実践の方法の１つととらえてきた。さまざまなケースとのかかわりの記録（主にプロセスレコード）をもとに考察した、20年前の拙著『臨床看護面接：治癒力の共鳴をめざして』（2005年、すぴか書房）で、私なりにではあるが、その意味と方法的な概念を明確にすることができたと思っている。

は少ない。それどころか、そのようなことにはまったく関心を示さない医師もいる。彼らの関心は疾病や治療であって、患者（人間）ではないのかもしれない。

だがしかし、患者のほうにも問題があるように思う。医師は「診断が確かなら」「手術の腕がよければ」それでいい、と言う人が少なくない。むしろそのような思い方のほうが一般的かもしれない。医師の人間性を問わないというだけでなく、説明に反論したり、納得できるまで議論したりしないのも普通だ。多くの患者は医師に言われっぱなしで、それに対して自分のほうから詳しい説明を求めることもしない。Ｓ氏にもそのきらいがあった。聞きたくても質問の仕方がわからなかったり、「医学知識は難しい」「質問を返したりするのは失礼」「忙しいから時間を取るのも悪い」などと考えて、「お任せするのが礼儀だ」と思っているのかもしれない。その結果、Ｓ氏のように勝手に内服を止めたり、他の医院を受診したりしている。ところが、多くの医師はそのことを知らない。

「それでいい」「お任せします」と言われて、実のところ、医師はどう思っているのだろうか？

「それでいい」は、「それ以上の高望みはしない」ということであり、治療第一の切実な気持ちとして理解はできるが、混ぜ返すわけではなく、逆に、医師に人間的な対応を求めないという態度は、同じ人間である医師に対して失礼になるのではないだろうか。よく考えれば、「それでいい」と言われる「それ」こそが得難い（すなわち「有り難い」）ことなのではないか？　つまり、正しい診断も、優れた技能・腕前も、誰しもがもっとも望んでいることなのであって、「それでいい」などと最低条件

のように評価を下せるものではない。医師はもちろんそれを目指しているはずだ。その目標と希望が共有されることで、患者と医療者の協力関係が成立する。言い直せば、患者との協力関係が築かれなければ正しい診断も治療もあり得ない、ということである。

　人間としての患者に向き合うこと（具体的には、話を聞き、それに応えてわかりやすい説明ができること）と、異常に目を向けて診断と治療を行なうこととは、救急救命は別にして、二者択一でも優先順位がつくものでもない。どちらも必要なのである。実際を見ても、「腕がいいだけ」で、患者の話を聞かず、わかりやすい説明もできないような名医を、私は知らない。

「お任せします」の真意

　患者の「お任せします」で印象に残るケースを思い出した。肝臓がんを病む患者が、教授回診後に担当医師に返した言葉であった。

　私は、回診の終わりを待って、学生の受け持ちを依頼するために患者を訪室した。その前に、担当のスタッフから「手術の計画には挙がっているけれど、不安が強く、患者はまだ同意していない」と聞かされており、「学生にかかわられるのは負担に違いないが、こんな方にこそ、学生の存在が役に立つのではないか」という思いと、「やはり、受け持ちは辞退したほうがいいのか」との間で迷いながら訪れたのであった。私は、その思いを正直に伝えた上で「いま、どんなお気持ちですか。どんなことが不安なのですか？」と尋ねた。すると患者は「迷っていたのは事実ですが、医師が教授に説明しているのを聞いて、

この医師は信頼できると思いました。だから、たったいま、手術を受けようと決心したところです」と言われた。どうして信頼できると思ったのかを尋ねると、「○○先生は、普段から私の不安な気持ちや家族、生活のことをよく聞いてくれていました。ところが「がん」だとは言ってくれません。たぶん、私の怖がりを知っている主人がお願いしたのだと思いますが、知らされないことがかえって不安でした。それが、今日、教授に説明しているのを聞いて、もちろん内容すべてはわからないのですが、病気のことだけでなく、患者の気持ちや個人的な事情を理解した上で治療を決めていることがわかり、この医師は人間として信頼できると思いました」と話された。

　医師の人間性に敏感な患者は多い。人間としての自分を知ってもらうと安心できるようである。

「辻褄が合わない」症状・訴え

　脊柱管狭窄症による腰痛に苦しんでいる61歳の男性が、新聞の投書で次のように訴えていた。痛くてたまらず、評判のよい整形外科医に診てもらっていたが、あなたの症状は「辻褄が合わない」と言われて「匙を投げられた」のだそうである。「医師から見て辻褄が合おうと合うまいと、苦しんでいる患者がいるのだから、辻褄が合わない原因を探ってほしい」と。彼の言い分にもっともだと同情しながら、私には似たような事態がいくつか思い浮かんだ。

　EBMや標準治療が定められている医療では、症状と検査データの間に因果関係の「辻褄」を認めなければ診断がつかず、治療が開始できない。診断を確定するには個人情報が欠かせな

い。ところが、診療報酬制度の下でマニュアル化された診断基準が普及した結果、患者の症状の背景にある環境的要因に目を向けなくなった医師も多い。

ある病院の待合室で、通院患者が「医師に「あんた、治す気があるのか」と言われた。治す気がないのに通院する患者はいない」と憤慨していた。その患者も生活習慣を改める必要性はわかっている。ただ、いろいろと事情があって、コントロールが難しい。大変さをわかってほしかったのだと思う。

治療薬のエビデンスに頼り、対症療法で「様子を見る」ことに関心が向かない「あたまのよい」（☞寺田寅彦「科学者とあたま」p109〜）医師は、いわゆるコンプライアンスのよくない患者に対しては意欲を喪失して、匙を投げないまでも「気のせい」にしたりする。そして、「気のせい」とみなすに足る根拠を説明しない（できない）で済ます。その「気」を、どうしたら治せるかを教えてくれる（あるいは一緒に考えてくれる）、私の思う「名医」は稀なように思う註17。

稀な病や典型的な症状がない病の場合、診断がつかないままにしておかれることも珍しくない。他覚的所見が顕著でなけれ

註17 ●実際に「気のせい」で起きる症状や病気も多々ある。身近な例で、母の帯状疱疹で経験した。帯状疱疹は幼少時にかかった水疱瘡のウイルスが原因とされる。母に水疱瘡の心当たりはなかったが、発疹と強い痛みを訴えたので皮膚科を受診した。皮膚科医は「激しい痛みはウイルスによる神経の破壊が原因の場合もあるが、痛みへの不安や恐怖が神経を過敏にして痛みを増幅させているケースも多い。話をよく聞いて共感するだけで治ることもある」と言われた。実際、母は話を聞いてもらって、痛みが劇的に消えた。皮膚科医に聞いてもらえて安心したのだろう。気のせいを侮ってはいけない。

ば「異常なし」と言われるかもしれない。それどころか、職場で「詐病じゃないか?」と疑われた人もいた。そのような患者は、患者になることさえもできない受難者である。

＊

　ここで述べたことは、医師を批判する気持ちからではない。臨床では起こりがちな人間対人間のコミュニケーションの齟齬に目を向けたまでである。それが患者にとって望ましいことでない以上、看護の問題としてとらえる必要がある、と思うのである。

「正しさ」による人間疎外

離床訓練を嫌がる患者

　自宅近くの中規模の病院に入院していたときのことである。病室は4人部屋で、視覚的なプライバシーはカーテンで守られていたが、話し声はまる聞こえである。隣のベッドに高齢の方が入院され、胆のう摘出術を受けられたようだった。

　翌朝、標準看護計画どおり「離床訓練」が開始された。しかし、患者は渋ってなかなか立とうとしない。何度か説得されてようやくベッド脇に立ったようであった。看護師がいなくなった後、「あー怖かった。怖くて足が震えた。もう少し待ってくれたらいいのに」という患者の声が聞こえた。家族が「翌日から立つ練習をするのは聞いてたでしょ。自分のためなんだから……」と諭すと、「そんなこと言われなくてもわかっている。けど、縫った糸のところがはじけそうで怖い。手術したことのないあんたにはわからない」と返した。そういえば、看護師は患者が離床を渋る理由を尋ねていなかった。

　しばらくして、その看護師と廊下で出会ったとき（以前も立ち話をしたことがある新人で、私が元看護師だと知っていたので）、「嫌がっているのに離床をすすめるの、つらくなかった？」と話しかけた。ネガティブな感情は誰かに発散したほうがいいと思う、私なりのフォローである。すると、「以前、離床が遅れて重篤な合併症を起こしたことがあった。その時、本人が嫌

がっても離床をすすめておけばよかったと後悔した。嫌がる患者にすすめるのはつらいが、患者が不安なのは当然のことだろうし、強くすすめられなかったせいで回復が遅れては申し訳ないので、嫌がられていたけれど離床を促した。早くよくなっていただくのがいちばんだから……」と話してくれた。計画どおり実施することに必死だったのだろうと勝手に推測していた私には、予想外の理由だった。早期離床が普及している今どき、合併症を起こしたのは余程のことだったに違いない。その方が離床を拒まれた理由は何だったのだろう？ と思ったが、それは確かめられていない様子だった。しかし、彼女が少なくとも患者の気持ちを無視していたわけではないことがわかってほっとした。それから、私のいつものおせっかいで、「そうだったの。カーテン越しに聞こえたのだけれど、患者さんは傷が開かないかと怖かったみたい。看護師は傷が開くことなどありえないとわかっているけど、患者さんは体で感じている感覚をよりどころに判断するから、傷のことが心配だったのよ。渋る理由を先に尋ねて、あなたの心配を伝えてから、負担がかからない離床法を患者さんと一緒に考えるとよかったかもしれないわね。離床が必要なことはもちろんだけれど、早く治ってほしいあなたの気持ちと理由も一緒に伝えたほうが患者さんはうれしいでしょうし、頑張れると思うのよ」と伝えた。そして、「できれば後で、無理やり立たせたことを謝って、「実は以前こんなことがあったの……」と、あなたが考えていたありのままを伝えるといい」と助言した。また、「傷が気になるようなら、「腹帯やコルセットで傷を保護することもできるし、立ち方も、側臥位から立つと腹部に負担なく立てるかもしれません。次回、試

してみてください」と提案してみるといい」とも話した。

　看護師は、患者に「自分の考えや期待」を伝えないことが多い。しかし、そのような関係の下で、ただ決められた役割を遂行するのであれば、看護師は看護において自分自身を疎外することになる。

不安のケアに標準はあるか?

　標準看護計画は基本的には正しい。「標準」とはそういうことだ。決められたスケジュールに沿って間違いなく実施することによって、通常は順調に回復できる。患者もそのことは事前に聞かされていて、離床の必要性は承知してもらっている。しかし、承知しているからといって、不安がないわけではない。その不安にこたえられなくては、「人間のケア」になっていかない。

　標準看護計画は疾病や傷害の治癒や回復を目的とする看護介入の基準となるもので、科学的な根拠および実証的な裏づけ（エビデンス）もある。だから、それに従って実行することは「正しい」と考えられる。しかし、その正しさとは絶対的なものなのだろうか。計画自体が「正しい」ことは確かだとして、その実行も自動的に「正しい」ことになるのかどうか？　正しい看護計画の下で、患者へのケア的な対応が置き去りにされるような事態が起きる理由は、このことに関係する問題のように思う。

　看護師は過去の反省も踏まえて、標準看護計画にもとづく早期離床が患者のためであることを確信して、患者にその実行を促した。そこまでの正しさには何の問題もない。問題になると

すれば、そうしないことのほうであろう。怠慢でないなら、何か特別な理由がなければならない。

しかし、その正しくて患者の利益でもあるはずのことが、患者の拒否や非協力的な反応に出会うときがある。というより、そもそも臨床とは、そのように客観的な正しさがすんなりとは通らない、矛盾に満ちた場のことなのではないだろうか。そこでは科学的な道理や理論では済まない問題に直面する。なぜか？　相手は人体ではなく、生きている人間だからである。

そう思って考えてみると、個々に立てられる看護計画はその患者に特有な事情が考慮されるのに対して、標準看護計画となると、焦点は、個別的な事情を抱える人間そのものではなくて、科学的な観察の対象となる生物学的な人体に移っているということがわかる。つまり、標準化されたのは、人間とかかわる看護（ケア）の方法ではなく、人体に対する治療的な計画なのである。そもそも、個別性というものは標準化する過程で捨象されているのである。それなのに、臨床で出会う患者個々の人間性を相手にするケア（看護のケア的側面）の根拠を、標準に求めるのはナンセンスなことのように思えてくる。

看護教育で看護計画や看護過程を学ぶことが重要であり、専門職看護において必須の共通理解であることは論を待たない。ただ、それと同時に、臨床で看護すること、すなわち人間的なケアとして実践することに焦点をあてた教育が重要なことを忘れてはならない。看護師は、人体に対する治療的実践であっても、人間として患者を尊重しケアする存在でありたいと願っている。そこにアイデンティティを見いだし、看護の魅力を感じてもいる。その芽を育てる教育でなければならない。

Ⅱ　疎外される人間

看護診断の功罪

　現在は、さらに進んで「看護診断」が看護教育の主流になっているようだ。現場の業務システムへの導入も今では当たりまえに見られる。総合的な人間科学にもとづく看護診断学の発展が、医学を根拠とする治療的看護と、人間的ケアを統合した看護を可能にすると期待されているのであろう。しかし、実際にその現場ではたらく看護師たちからは、パソコンの前に座っている時間のほうが多いとか、チェックに追われるばかりで自分の看護ができないとか、看護診断に使われているようだとか、不満や悩みを聞くことがある。システム化された業務と、看護師が望む人間対人間のやりとりによる看護とが乖離しているようなのである。

　看護診断を「絵に描いた餅」「机上の空論」とは思わないが、やはり標準化を経た一般的、抽象的な「正しさ」であることは同じである。学問的な知識とはそのようなものである。それに対して、学者ではない看護師は、患者とのかかわりに身を置き「自分のやり方」で状況に的確に対処できた実感を得たいのである。それゆえ、治療的なシステムの進行チェックが優先され、結局は、看護の実際についてそれ以上の吟味はないまま終わっていくことに悩みを募らせているのであろう。

138

問題指向と看護教育の盲点

経験知にもとづく助言

前項のはじめに紹介したエピソードで、早期離床を拒んだ患者に説得を繰り返すだけだった新人看護師に、私は「渋る理由を先に尋ねてから、あなたの経験と心配を伝えて、負担がかからない離床法を患者と一緒に考えるとよかったかもしれない」と助言した。看護師としての私なりのやり方を話したのであった。行動科学の理論にもとづく方法を教示したのではなく、有効性のエビデンスにもとづく話でもない。看護過程や看護診断とも関係ない。

私にはただ、そうすることが自然であり、それによって看護がスムーズに展開することが経験知として自覚されている。それが相手にも役立つはずだと思って話したのである。

ここで、この経験知というものについて、次のような疑問が浮かんだ。

- その知は、普遍的に「正しい」ことなのかどうか？
- いずれ、学問的に確かめられた「正しさ」として知識化され、客観的な知識として蓄積されていくのだろうか？

また、そうなれば、

Ⅱ　疎外される人間

- この方法はマニュアル化され、皆がそうするようになって、問題はなくなるだろうか？
- 私の主観にもとづく助言は不要（あるいは余計なこと）になるのだろうか？

　おそらく、そういうことではない。私は、普遍的に通用する正しい方法の知識を教えようとしたのではない。そのとき私の頭に浮かんだ、私なりのやり方を例示する仕方で助言したのである。助言は「正しさ」を押しつけることではない。説得とも違う。助言を活かしてもらえたら、私はそれをうれしく思い、それによって経験知がさらに豊かになる。それでいい。

その人個人に対する関心の喪失

　しかし、1つ疑問が残る。私には自然で、当然そうするほうがいいと思われることが、看護師の誰もが行なう方法になっているようには思えないことである。私が助言した看護師は、なぜそうしなかったのか？

　何も考えていなかったわけではない。「患者が離床を渋るのは当然だ」と考えて、聞くまでもないと思っていたのである。学生が情報収集時、患者の硬い表情に気づいていたのに、「入院されているのだから、心配事があるのは仕方のないことだと思い、そのことに触れなかった」（☞ p117）のも同じである。どちらも、「それが普通のことだ」という判断が先にあった。患者が心配するのは仕方がないと思った学生も、苦痛を伴う早期離床を渋るのは当然の反応と考えた看護師も、個々の事情や切実さの度合いなど、その人固有の具体的な事実を確かめようと

140

はしなかった。

　普通に見られることなので、「問題にならない」あるいは「解決のしようがない問題」ととらえた。その時点で、患者その人個人に対する関心が失われているように見える。そうなると、患者を一個の人格的存在として認め、理解を深め、その人に寄り添うケア的アプローチへ向かうこともなくなる。

「普通の看護」ができない

　「普通でない」ことに気づいたなら、「どうされましたか？」と尋ね、患者の応答を起点に患者-看護師関係のプロセスが始まり、看護計画、看護過程の展開へとつながっていったかもしれない。それに対して、異常を感知しなければ普通とみなされ、普通のことに対しては興味、関心、疑問が向かず、問題にされない。しかし、問題がない「普通の患者」には看護の必要がないのかと考えれば、決してそんなことはない。語呂合わせの冗談ではなく、「普通の看護」が必要に決まっている。

　そこで、はたと気づいた。看護学生や若い看護師はその「普通の看護」ができていないと思い、どうかかわればいいかわからないことに悩んでいるのだ、と。さらに、このことは問題指向的な看護計画や看護過程を学習した（教育された）ことと関係してはいないだろうか？

　問題指向・問題解決的な考え方では、普通のことは問題になりにくい。そして、看護過程のスタート（情報収集）は「問題さがし」になりやすい。人体ではなく人間対人間の看護から見ると、そこに落とし穴がある。そこにはまると「普通の看護」が見失われる。

II 疎外される人間

　そう言えば、近頃 POS（Problem Oriented System）という言葉を耳にしない 註18。今に続く医療・看護のシステム化の原点と目される考え方であり、1970 年代に始まる普及運動は一世を風靡した。それがいつの間にか話題に上らなくなった。流行廃り（はやりすた）で消えていったわけではなく、おそらく、広く知られ承認されて普及した結果、それが常識になって、殊更口にすることもなくなったということなのであろう。

　この P は患者の問題であって、患者の問題を第一に置くということは、それ以前の医師・医学中心の医療に対して患者中心へと変革する流れを促す意味で大きな意味があった。しかし、問題（Problem）としてとらえられることは、やはり主に異常であり、改善、解決されるべき課題である。目的、目標を明確にし、その問題解決を目指す思考法なので、問題がないことには POS は始まらない。まあ問題のない患者はいない訳なのであるが、看護の場合は特に、問題中心に展開する看護過程だけを考えたのでは、上に見たように「普通の看護」（看護師はそれを人間的な患者–看護師関係として実践したいと思っている）不在を招く可能性がある。そこに問題解決型思考をベースとする看護計画、看護過程を中心とする教育の盲点を見る。

───────────────

註 18 ●今日よく聞かれる POS は Point of Sale で、バーコードによる販売情報管理システムのこと。「ポス」と呼ばれて一般化し、今では国語辞書にも載っている。

142

III

看護師になるための教育

アイデンティティ・クライシス

　臨床実習における学生の立場は微妙である。自分の意思や判断だけで行動することを許されておらず、臨床指導者や教師などの了解と助言を得なければならない。学生は無免許で経験も浅いから、この役割関係はやむを得ないのだが、自分の考えたことや行動をいちいち評価され、許可がいるというのは息苦しく、もしそれに反論もできないとしたら、エリクソンの言うアイデンティティの危機、すなわち自分は何者であるのかと、もっとも自明なはずの確実性それ自体が揺らいでしまう事態を招きかねない。註19。

　そうでなくても、自分が未熟なせいで指導者や患者に迷惑をかけるのではないかと不安や引け目を感じている学生は、アイデンティティが揺らぎやすい状況にあると考えられる。教師や臨床指導者、そして患者も、自分が学生にとって「重要他者」

註19 ●「アイデンティティが問われるのは、もう一歩その先〈わたしがわたしであること〉を他者から承認してもらえないことによって、当の〈わたし〉自身が、一体わたしは何者であるのか、と疑い出してしまう場面、つまり、もっとも自明なはずの確実性それ自体が揺らいでしまっている場面」（西平直『エリクソンの人間学』p204、東京大学出版会、1993 年）である。エリクソンによれば、人間は自分の意思で自由に行動していたとしても、「これが自分である」と確信するアイデンティティを得るには周囲の人たちから承認される必要がある。もし、認められないとアイデンティティが拡散して、「いったい、自分は何者なのか」わからなくなる。

III 看護師になるための教育

であることを自覚して、学生がアイデンティティ・クライシスに陥らないように配慮する必要がある。

そのように思う私自身、それを防げなかった苦い経験がある。

教師と喜びを分かち合えなかった学生

基礎看護実習の後半でのこと。それまで活動的で笑顔が絶えず、看護に悩んだり、困ったりしている様子も見られなかった学生Fが、カンファレンスでの発言も少なくなり、急に元気がなくなった。何かあったのではないかと問いかけても、何も答えずに涙ぐんでしまう。事情がわからないので、私もどう接したらいいのかわからず、心残りのまま実習を終了した。ところが、後日提出された最終日の実習記録に以下の記載があった。

　　　今日、患者の検査に立ち会ったとき、ナースに「患者になったことある？」と質問された。「いいえ、ありません」と答えると、「患者さんにはにこやかに対応すること。そして、何かをするときは、例えばさっきのようにストレッチャーを移動するような時でも、必ず声かけをして、患者さんが不安を感じないようにすることが大切」と教えられた。最近、素直に話せない。患者さんに一言声をかけるのも、すごく考えてしまって、ぎこちなくなる。今日も検査時、患者さんは痛いんだろうなぁ、ということはわかっていた。声をかけないといけないから、声をかけようと思っていたのに何も言えなかった。（下線は筆者による）

看護師の助言は当を得ている。学生も、ぎこちなく不自然な

146

態度を自覚していたので、看護師の助言を親身に感じて実習記録に書いたのに違いないが、私には、「最近、素直に話せない」と書かれていることに、学生がかかえている状況がただ事ではないように思えた。自分が思っていることを表現できなくて、どうしていいかわからないというのは、もしかしたら、人に不信感を抱くような体験をしたのではないか？と思い、記録の助言欄に「実習中に、何か人間不信を感じるような体験をしたのかしら？」と記入して返した。

　数日後、Ｆが私の部屋を訪ねてくれ、その答を聞くことができた。Ｆは「自分の受け持ち患者が初めて歩行した時、一緒に喜んでくれなかった教師（私のこと）に不信を感じた」と話した。私はその出来事に心当たりがあった。

　私はＦと患者が廊下で歩行訓練をしている場面に出会った。Ｆは患者の努力と歩行できた喜びを誇らしげに話した。私はもちろん「よかった」とうれしく思ったのだが、その時の私には一緒に喜びを表わせない事情があった。私は別の患者の車椅子を押しているところであった。その方は、その日の朝の申し送りで「癌の再発と骨転移がわかった」と報告があった。しかも、たまたま病室を巡回中、主治医が（転移部の）骨折予防のためベッド上での安静が必要なことを本人に説明している場面に行き合わせた。主治医が去った後、「もう歩けないのかなぁ」と寂しそうに呟かれるのを聞き、「いま現在の気持ちを話していただこう」と考えた私は、周囲に気兼ねがいらないように、車椅子での散歩にお誘いしたところだったのである。それで一瞬、私は同伴している患者の前で喜んではいけないような気がして、そっけない応答をしてしまったのであった。

Ⅲ 看護師になるための教育

　患者の病状は深刻なプライバシーなので事情を話すわけにはいかない。それでその後もＦには説明しないで過ぎた。正直に言えば、私の態度がＦにそれほどのショックを与えたことに思い至らず、弁明する必要性すら感じていなかったのである。Ｆが私の態度に不信感を抱いたと打ち明けてくれたときも、そっけない態度をとったことは謝ったが、そうなってしまった事情までは、やはり説明しなかった。弁明は好ましくないと思ったのだと思う。したがって、Ｆの私に対する印象は変わらないままであった。

　その後、就職試験で「どんなナースになりたいか」と尋ねられたＦは、「わかりません」と答えて不合格だったと聞いた。幸い別の病院に就職は決まったのであるが、Ｆは目指す看護師像を見失ったまま卒業したのだとすると[20]私の責任は重い。

ロールモデルの重要性

　臨床実習中の教師や看護師は、学生にとって単なる知識や技術の伝達者ではない。看護師として、理想的な人間性・人格を備えた人であることを求められているのである。学生Ｆが目撃した教師は、患者の回復に無関心な、感情を表わさない人間なのであった。講義では人間的看護の必要性を力説した教師と、現実の場面で接した「クールな人」とのギャップは、これまで学んできたことが空論だったと思わせたに違いない。何のために看護師を目指しているのかわからなくなった。学生にとって

註20 ●私が、Ｆに事情を伝えることができたのは、卒業後ずっと後のことである。

は、それほど大きな出来事だったのだ。

　私は看護教師として、ロールモデルの重要性の自覚が足りなかったのかもしれない。それと、当時の私はアイデンティティ・クライシスに関する知識に欠けていた。その重大な意味を理解していなかった。それゆえ、不覚にも学生の体験の深刻さに思い至らず、配慮にも欠け、もしかすると逆に教育的に大きな意味をもったかもしれない機会を逃してしまったのである。

不信を晴らさない「謝罪」の罪

　ひるがえって学生の立場から考えてみると、Fは自分の心がふさいでしまっているのを自覚している。そして、このような事態に陥っている原因に思い当たったとき、Fはきっと、自分にこのような混乱をもたらした教師に不信とともに怒りを感じたであろう。しかし、それを直接ぶつけることはしていない。もしかしたら、実習を続けていくために、ネガティブな感情を抑圧していたのかもしれない。感情的になることで教師との関係を悪くしたくないと、怒りを否定し、抑圧していた可能性がある。学生は、実習を無事終えることだけを考えて、必死に適応していたのである。

「人は自らのなかに発生した怒りや恐れを抑圧すると、自律的で主体的な行動が困難となる」（カレン・ホーナイ『自己分析』）ということに気づいたらしい教師による、助言欄の一言を読み、学生は思い切って、教師に心の内を伝える行動を起こした。不信を晴らす、納得できる言葉を求めて、いわば教師の「本心」に訴えたのである。

　それに対して、私は、その学生の心を真正面から受けとめて

Ⅲ 看護師になるための教育

理解し、納得が得られるよう、説明に誠意を尽くしたのではな
かった。
　学生は私に「謝ってほしい」などとは一言も言っていない。
私はなんという酷いことをしたのだろう。

「わかってもらえない」不安

　定期試験が終わり再試験が始まった頃、学生Lが来室し、「自分は神経症のような気がする。神経科を受診したほうがいいだろうか」との相談を受けた。「昨日、○○先生の再試験を受けた。自分では勉強したつもりなのに、いざ答案用紙を前にすると頭が空っぽになって書けなかった。やっぱり勉強が足りなかったのかなぁと反省したが、帰途、友達と答え合わせをしていると、自然と回答が浮かんできた。こんな経験は初めてだ。今まで自分を神経質だと思ったことはなかったが、自分がどうかなってしまったようで不安だ」と言う。このような相談を受けたのは初めてで、私には、学生に何が起きているのか想像もできなかった。

　私は「テストのことで何か印象に残っていることはないか」と尋ねた。すると、「以前、○○先生の講義で「いい加減な気持ちで看護をしてはいけない。看護の視点でものを見なさい」と教えられたが、その時、看護の勉強をすると特定の考え方に固定してしまうのではないかと不安になり、勉強に身が入らなかったことがある。○○先生の定期テストの時、自分では書けたつもりなのに評価が低かった。その後、先生（私のこと）にも「回答が不十分で加点できない」と言われたことがある。その時、教師に頼っても仕方がないと思い、わかってもらうのを諦めた。今回、答案用紙を前にして書けなかったのは、今度も書

Ⅲ　看護師になるための教育

いても無駄なのではないかという気がしたからかもしれない。そう思いはじめると何も考えられなくなった。自分は駄目な人間なのではないか。不安です」と話した。

　私は、答案についてＬから質問を受けた時のことを思い出した。臨床看護概論の試験で、「患者の状況」を提示したうえで「あなたは、この場面で、どの情報から、何をどう判断して、どんなケアを行ないますか?」という設問だったように思う。答えは１つではなく、学生の関心や考え方次第でさまざまな方法があり得た。教科書やレジュメなどの持ち込みも許可していた。私は、選択したケア行為が正しいかどうかではなく、そのケアを選んだ理由、根拠、思考過程を重視して採点した。そのことは、返すとき学生全員に説明したはずである。もしかすると、それに対して学生は、教師の主観的な考えで採点が左右されるとの不信感を抱いたのかもしれない。

　Ｌの疑問に対しては、具体的な状況を例に加点できない理由を説明したのであるが、反応が鈍く、納得した表情が返ってこないことに、もどかしく思った記憶がある。教師としては看護過程の知識が足りないことが懸念されたが、今のＬにとっては、書いても無駄と思えてしまうことや、「自分は駄目な人間なのではないか」という不安のほうが深刻な問題である。

　　私１：書いてもわかってもらえないような気持ちになったということは、前の試験での私の評価が納得できていなかったのね。

　　Ｌ１：（しばらく考えて）はい……

　　私２：（私を）信じられなかったのね。

152

「わかってもらえない」不安

L 2：えっ！そうでしょうか……

私 3：学生は、教師に違うと言われたら反論できないものね。納得していないのに承服させられて、嫌だったでしょう？ 今日は、どうして私のところに相談に来たの？

L 3：以前、友達のことで相談に来た時は、先生にはよくわかってもらった気がするから……

私 4：来るの、迷ったでしょう？ 答案の評価について質問された時の私は、根拠をもって考えてほしいという気持ちが強くて、あなたが思っていることを理解しようという気持ちが足りなかったかもしれないわね。

L 4：（間があって、私の顔を見て）すみません。もう一度考えてみます。

その後、しばらくして、Lから「気持ちが落ち着き、〇〇先生の再試験も無事すませました。なんとかぎりぎりで進級できそうです」との報告を受けた。

採点に関する私の考えは今も変わらないが、自分の説明が「書いても無駄」と思わせることになろうとは思ってもみないことであった。学生の納得が得られないのは、私の説明力が足りない、そうでなければ学生の理解力が足りないという思い方しかできなかった。それでは教師失格である。

第一に、相手を人間として理解すること。そこに基本的信頼が生まれる。そのことの重要性が身に染みた。

153

Ⅲ 看護師になるための教育

あるがままの自分を受け入れる

患者の不満に対応できない

　早く臨床に出たいと楽しみにしていた学生 Q が、実習が始まると、元気がなく、受け持ち患者を訪ねる様子がない。不思議に思った私は、何かあったのではないかと気になり、本人に尋ねたところ、「術後感染症のため終日安静が指示されている患者さんが、主治医の不満ばかり話される。看護師としてそれにどう応えたらいいかわからない」と悩んでいた。「それはつらかったわね」と言葉をかけると、目に涙があふれた。「感染症のことはあなたにはどうにもできないから、聞かされても困るわよね。そういう時は、抱え込まないで、カンファレンスの時にメンバーや私に「こんな状態で、困っている。どうしたらいいか」って相談したらいいのよ。きっと、クラスメートはあなたの気持ちを理解してくれ、一緒に考えてくれると思う。私たちは運命共同体というか、患者さんにとってどんな看護がいいかを考える、仲間なんだから」と伝えた。

　その翌日、「ベッド上で洗髪をして、患者に喜んでいただいた」と報告を受けた。実習記録にはこう書かれていた。

　　患者さんは自律心の強い方で、寝たまま自分で何でもされる。主治医や看護師のことを話す時も冗談っぽく言われる。それがどうしてなのかわからなくて、笑い返すことも

154

できず、「何が言いたいのかなぁ」と思っていた。「あの先生（主治医のこと）は頼りない」と言われた時も、「いいえ、しっかりした先生です」とは言いきれなかった。かといって同調するのも嫌だった。どう接したらいいのかわからなかった。先生（私のこと）に話した時、言葉にできなかった自分の気持ちを先生が言葉にしてくれたように思えて、「あー、そうなんだ……」という感じで、涙がドーッと出てきました。どの職種でも、医療従事者は患者さんに余計な思いをさせないように、知識も技術も磨かなければいけないと思いました。患者さんから、「あなたは他人に好かれるタイプやから、もっと貪欲に勉強しなさいね」と、励ましていただいた。これからは、患者さんの気持ちを受け止めるとともに、自分の葛藤とも向き合える看護師になりたい。

患者は学生の態度を消極的に感じて、励ましの言葉をかけてくれていたのだった。また、主治医も、たまたまナースステーションで目を赤くした学生を目撃され、どうしたのか私に聞いてこられたことがある。私は、「患者が発熱を気にしていて、それを安心させられなかった学生も、患者の気持ちと回復状況を心配している」ことを伝え、発熱の原因と今後の治療方針を患者に説明するよう依頼した。

看護学生にとって、医師や先輩看護師は患者の健康に貢献する人であり、彼らと一体化することで自己の役割を達成できる存在である。ところが実際は、患者は医師に不信感を抱いており、回復の遅れが患者を不安にさせていた。自分も医療者側

の一員であることと、回復の遅れについても自分には何もできないことに気持ちが落ち込み、Qは患者に近づけなくなってしまった。相談も助言を求めることもできなかった、その時のQの状態を想像すると、医療者間にあるべき一体感と、看護師としてのアイデンティティが揺らぎ、ある意味で患者と一体化してしまい、不安に飲み込まれてしまったように思える。

　学生Qの反応から私が思ったのは、自分の陰性感情をオープンにして、あるがままの自分を受け入れることの重要性である。ネガティブな感情を抑圧すると、自律性や創造性が損なわれる。そうすると、より弱い立場の人（看護師であれば患者）に、同じような抑圧（我慢）を強いることになりやすい。ところが、自分でそれに気づくことは少ない。

　学生はネガティブな感情を抑圧することが多い。いわんや、同じ医療チームの人の「悪口」になるようなことは言いたくないのである。Qが相談しなかった理由の１つはそれであろう。患者の医療不信は、医療者不信でもあるだろうから。しかし、専門職にそのような「慎み」や「気づかい」は無用である。医療者はかばい合う存在ではない。

　ひとり相撲で一人前に育つことはない。医療チームの一員として、自分の不十分さ、至らなさを認め、率直に意見を交換し、理解し合うことで看護師になっていくのである。臨床実習はそれを経験する貴重な機会となる。

排泄物の扱いを嫌がる気持ち

　基礎実習が始まってまもなく、元気のない学生Rに気づいた。以下は、私が話しかけた時のやりとり（Rがプロセスレコー

ドに起こして後日提出してくれた記録による)。

　私1：元気がないように見えるけど、何か困っていることが
　　　あるの？
　R1：私は看護師になれそうにありません。
　私2：えっ？　どうしてそう思うの？
　R2：今日、排泄の介助をしたんです。学校で練習した時は
　　　教えられたとおりに手際よくできたんです。でも、今日、
　　　実際に排泄物を扱ってみて、その臭気が嫌でたまらなかっ
　　　た。なんでこんなことをしないといけないのだろうと思っ
　　　たら、患者さんの顔を見られなくて。私は看護師になる資
　　　格がないような気がするんです。
　私3：あぁ、嫌だなぁって思ったのね。……それで、看護師
　　　の資格がないように思うの？
　R3：だって、看護師が排泄物を嫌がってはいけないでしょ
　　　う？
　私4：あら、そう？　私だって、あまりしたくないけれど……
　R4：えっ、そうなんですか？
　私4：そりゃあ、そうよ。誰だってそうだと思うけど。……
　　　だけど、介助する人が嫌がっている様子が見てとれたら、
　　　患者さんはきっとつらいでしょうね。本当は患者さん
　　　だって恥ずかしいし、申し訳ないとも思うから、看護師に
　　　なんか頼みたくはないと思うのよ。けれど、いくらご自分
　　　でしたくても、自分ではできないのだから、……自分のこ
　　　とを情けなく思われるのではないかしら？

157

Ⅲ 看護師になるための教育

　翌日、Rは「先生、今日は排泄の介助、ちゃんとできました」
と言って報告に来た。以下はその時のRの言。

　「患者さんもつらいだろうなぁ、と思って介助していると、
気にしている自分がなんとなく恥ずかしくなって、患者さん
の顔を見て苦笑いをしてしまったんです。そうしたら、患者
さんも申し訳なさそうな感じで苦笑いして、「あーぁ、すっ
きりした。たくさん出たから、息苦しいのが少し楽になっ
た。今日は夕御飯も少し食べられそうな気がする」と言われ
たんです。その時、便秘が食欲に影響していると気がつきま
した。患者さんにとって排泄が大切だとわかって、患者さん
の負担にならないように気を配って後始末をしていたら、不
思議に臭気が気にならなくなりました。患者さんの笑顔がと
てもうれしかったです。」

　その後、主治医から「学生が受け持ってから、患者が明るく
なって、話しやすくなった」と言われたそうである。

IV

看護とケアリング

計画してはいけないこと

がんで夫を亡くされた女性が、"患者会"で、以下のように話された。

「主人を看取ってからホントに寂しくなり、暫くは何をするにもおっくうで気分も沈み、うつ状態に陥りました。でも、私は慌てませんでした。こんな心境になるのは当たりまえと思えたからです。主人がまだ元気なころ、書店で見つけた悲嘆のプロセスに関する本を読んでいたからです。主人の死後、つらくなって、もう一度その本を読んでみました。本の中身はすべて私のことが書いてあるという印象でした。誰もが辿るプロセスで特に異常でないとわかって、とても安心しました。時間だけが解決するのではないけれど、時間が経つにつれて、少しずつ落ち着くということがわかったとき、心に余裕が生まれました。」

このケースを使って、理論の有用性と、理論を活用する際の注意点について学生と話し合った記憶がある。

この方の場合、当事者本人がかつて読んだ理論を思い出して「私のことが書いてある」と思えたから、理論が「活かされた」のである。それが、看護師から「いま気持ちが混乱しているのは、大切な方を亡くされた方の多くが体験する悲嘆という反応

のせいです。これはいずれ解消するので心配いりません」と説明されたとしたら、患者はどう思うだろう？「私の悲しみはそれ（一般化された悲嘆）とは違う」と、反発されるのではないだろうか。

ところが、患者の悲嘆を事前に予測して、看護計画に挙げている例を見たりする。「予期的悲嘆」の段階からかかわり、患者の哀しみ、つらさ、混乱を和らげたいと考えてのことである。理論を知る看護師が、患者のダメージを予測して予防策を考えることを、誤りとは言えない。だが、もし自分が患者の立場でその看護計画を知ったなら、どう感じるか？

患者の安全と安楽が脅かされそうな場合は、危機回避のため予防的な看護介入が必要とされ、スタッフ間で情報を共有するためにもプランとして明記すべきであろう。そうでない場合に、すなわち誰にも起きる普通の人間らしい反応として「悲しむ」であろう患者に対してはどうであろう。もし、看護師が、悲しみの軽減を目的とするかかわりをあらかじめ計画していると知ったなら、どう思うか？「余計なお世話」「放っておいてください」と言う患者がいてもおかしくない。

たとえ好意的な意図から行なわれるとしても、そう思われてしまったらケアリングにはならない。「ありがた迷惑」という言葉もある。そう考えると、学生の「理論に対する警戒心」は大いに意味のあることだと言わなければならない。

悲嘆時の癒し方については、キューブラー・ロスなど理論家の見解がいくつかある。フロイトは「喪のしごと」の必要性を説いている。豊かな経験にもとづく慧眼に耳を傾けることで、人間理解が深まる。そうした知識が人間とかかわる看護師

162

の役に立つことを疑わない。しかし、それが科学的、理論的に解決可能な「看護問題」になると考えるのは違う。

　悲しみを存分に悲しむことは人間に許されたことであり、人間性（人格、尊厳）に関わる事柄である。悲しめない、あるいは悲しんでいるように見えない患者に対して、「対処（悲しむ）能力が劣っている」などと評価することは許されない。不遜である。

　以上は、看護が科学や理論だけによって導かれるものではないことを示唆する。看護計画の意義を教えることに異論はない。ただ、「計画してはいけない」ことにも目を向けて考えてみる必要がある。

Ⅳ 看護とケアリング

「人間的な看護」の方法は定式化できない

　学生から「なぜ、個人を尊重する看護に理論が必要なのか？」「なぜ科学的でないといけないのか？」と問いかけられたのは、講義で「中範囲理論とその活用法」について説明をした後であった。

　「看護」には、保助看法が法的に規定する業務として記されたものとは別に、ナイチンゲールをはじめとする理論家の論があり、それもふまえて世界や日本の職能団体が制定した定義がある。これらを学生たちは既に一回生で学んでいる。その時点で、上に類する問いを聞くことはなかった。例えば、「……看護の特質は看護の対象である人々の身近にあり、関心を寄せ関わることにより、苦痛や苦悩に気づき、人々の尊厳を守る人間的な配慮を行うことである。その人の尊厳を守り、その人らしく生きていくことを支えるという看護の価値は、人間性を重視する社会になくてはならない価値であり、社会の基盤を支える価値である」（日本看護科学学会：看護学学術用語検討委員会）、「……看護の実践にあたっては、人々の生きる権利、尊厳を保持される権利、敬意のこもった看護を受ける権利、平等な看護を受ける権利などの人権を尊重することが求められる」（日本看護協会：看護職の倫理綱領）という文言を、学生たちはおそらく素直に受け入れる。そして各自が理想の看護師像を思い描くことになるであろう。しかし、看護を効果的に達成するための手段として

164

教えられている中範囲理論は、それまで素朴に「そうでありたい」と思ってきた看護師像とうまく重ならない。

理論の眼鏡をかけて対象を「観察」し、「診断」するような態度にならないだろうか？ また、理論の適用は、一人ひとりの個別性や独自性を大切にする看護ではなくなるように思える。それは、普遍性、論理性、客観性をもつ科学や理論と、患者個人と向き合う臨床看護とのあいだで起こりうる背離を感じ取った重要な指摘である。本来看護職全員が考えなければいけない問題であり、学生の未熟さに帰すべきではない。この疑問が解けなければ、学生たちの将来像が損なわれ、看護を学ぶ意欲を失わせることにもなりかねない。

教師として、その真意を受け止めて答えを考えなければいけない問いである。この、長い間持ち越してきた宿題に改めて向き合うことから、ここまで思索を重ねてきた。思いつくまま、寄り道も多かったが、ようやく答えらしきものが見えてきたように思う。ここまでを振り返って、私の理解を整理してみたい。

人間が人間を看護するという原点

私たち人間は個性的で独自な存在でありながら、他者と共通する要素も多く持ち合わせている。科学的な知識や理論は、人間に共通する要素を説明するためのものである。その知識とスキルは、

- 人間（患者）を心身両面から理解する
- 現状を知り、必要性（ニーズ）を判断する
- 適切で効果的な看護を行なう

ための基盤となる。実際に、科学的に妥当で標準的な看護法（基

準、手順）がマニュアル化され、あるいはクリティカルパスが導入され、それをもとに日々の看護活動が行なわれている。それを無視して看護師の職責を果たすことはできない。学生たちも、そのこと自体を否定はしないと思う。

しかし、そもそも科学的な知識・理論でうたわれている普遍性、客観性、論理性は、研究条件をコントロールすることによって得られたものである。言い換えれば、対象の独自性、個別性を排除することによって成り立っている。その根拠は統計的な数値、確率と論理的必然性が絶対であり、人間の主観や認識による因果関係（推測）が優先することはない。

検証が繰り返された科学的な知識・理論は再現性や法則性が高い。それゆえ、科学的に確かめられた方法を用いて安全、安楽で、患者の負担が少ない看護を目指すのは当然である。また、「看護過程」も科学的な思考に則った方法として推奨され、普及したのである。

ただし、人間（自分自身でもある）を知るのに、科学的方法が万能であり、それ以外の方法は非科学的であるがゆえに役に立たない、あるいは信頼できないと考えられて、「人間的な看護」が否定される（あるいは無視される）としたら、それは違う。科学的な知識や手段がいくら発達しても、それだけでは人間の尊厳を守る看護はできない。人間が人間を看護するという原点を見失って、科学一辺倒の教育に走るとしたら大問題である。

科学も理論も、使いようによっては

学生たちは「科学的な看護を目指しているうちに、画一的な考え方をする人間になるのではないか」と、自然科学的なとら

え方（客観的観察）や理論に頼る考え方が、患者に対してどうかだけでなく、自分たち看護師の人間性に及ぼす影響についても懸念していた。江本伸悟が指摘していた（☞p106-107）ように、「強い科学の灯り」は、自分でも何をなくしたのかに気づかないまま、大切なものを見えなくする可能性がある。学生たちの感性は、その可能性をキャッチしていたのである。私は、人間の尊厳を侵すものを見逃さない、純粋で鋭い感性を頼もしく思った。

　本来であれば、学生から問われる以前に、まず教師である私自身が、科学だけに頼る看護のリスクと限界を把握し、それらを未然に防ぎ人間の尊厳を守る看護の実践について考えていなければいけなかった。

　看護の課題を解決するために必要な知識は教えなければならない。しかし、それを実際の患者に適用する実践の方法についてはどう教えたらいいのだろうか。個々の患者に対するケアリングとして実践されるべき臨床看護を、科学的に裏付けられた「普遍的な方法」として定式化することはできない。したがってマニュアル化することもできない。さらに言うなら、人間的な看護を目指す以上、そうしてはならない。

　科学を軽視するのではない。理論が役に立たないというのでもない。それにもとづく知識とスキルが必要なことは上に述べたとおりである。ただし、科学も理論も、使いようによっては人間の尊厳を損なうことがある。その事実を同時に認めることが重要なのである。

　「使いよう」とは、もちろん使う人間の問題である。どのような関心の下に何を目指しているのか。病気の治療や障害の改善

に集中して取り組む医学に対して、看護は人格的存在である患者をまもり、助ける役割を担う。その本質的なあり方が看護師のアイデンティティーとして育っていれば、使い方を誤ることはないであろう。

看護はケアリングでなければならないという私の信念は、単に主観的な思い入れではない。看護が人間の尊厳を損なわない実践であるために、ケアリングとして行なわなければならないのである。

リスクがなくなることはない

私は、科学的な方法がケアリングと矛盾するわけではないことを確かめるために事例を探した。事実で説明するのが、いつもの私のやり方であった。

学生Wは、患者の状況に応じて、いくつもの理論を検索し、それを援用することで患者に最適と思われるかかわり方を見いだしていた（☞ある学生の卒業研究、p36〜）。このWの論文をヒントに、理論を使うことのリスクは活用の仕方によって防げることを説明できるのではないかと考えた。

ところが、この原稿を読んだ編集者（宇津木氏）は、「科学的なアプローチ（看護過程）も、分析も、看護師として当然行なわれるべきことです。ただし、それが一律に正しいことにはならない。看護として正しいかどうか、あらかじめ結果を知ることはできない。だから看護過程のどのプロセスでも常に評価のはたらきはオンでなければならない」と言われた。どうやら、私（細川）が「活用の方法を工夫すればリスクを排除できる」と考えていることに異を唱えられているらしい。むしろ、「理論

の実践適用にはリスクが伴う」ことを前提に考えるべきではないか、と。

「リスクは常にはたらいている」と、私も確かにそう思う。しかし、それだけでは私の思う解決にはならないので、すっきりしなかった。私の念頭にあったのは、例えば、コーピング行動（個人の対処様式、生き方）を、第三者である看護師が「分析、診断すること」自体、患者の人格に勝手に踏み込むことになり、人間に対して失礼な行為なのではないか、という問題であった。どうしたらそれを防げるか、その具体的な方策を見つけたいと思ったのである。

　すると、宇津木氏は「看護と科学の背離を認めることが大切だ」とおっしゃる。そして、「背離は否定ではない。看護を自然科学の生物学や物理学と同じレベルの科学とみなすことが尊厳に反するのです。見過ごしてはいけないのは、コーピング理論を１つの見方とわきまえておらず、コーピング理論の眼鏡で見て、患者（人間）をわかったつもりになることです」と続けた。まさしく、学生から疑問を投げられた講義の時の私がそうであった。さまざまな理論を適用して人間をわかろうとし、実際にわかったつもりになっていた私は、首の根っこを押さえつけられ、反論できない。さらに、「疎外は一概に悪いことではない。理論に拝跪する教条主義は疎外そのものだが、理論を活かして自己実現を図る、あるいは理論を批判する主体的な実存を想起すべきです」とも。

　宇津木氏は、科学（普遍性、論理性、客観性）と看護（個々の人間の独自性、生き方を尊重するという理念）の背離自体が問題なのではなく、科学（知識、方法）を利用する看護師側の

認識に問題があると思われているらしい。「看護と科学の背離によって人間疎外が起きる可能性があることを認め、そこから出直すほかはない」と言うのである。

　私は、科学に疎い自分を自覚している。もしかするとそのことが、「科学をも疑う」という本当の意味での科学的態度（☞科学の非人間化を防ぐ科学的な態度、p61～）を妨げることになっているのかもしれない。科学に対しても、看護を追究するのと同じように、主体的な姿勢で向き合うべきなのである。

　看護と科学が本質的に背離する以上、看護の実践においてジレンマに悩むことが、なくなることはないであろう。個別の状況に応じて最善の看護を考えるほかはない。実際、臨床看護とはそういうことなのではないだろうか。科学技術の高度化による問題解決がいくら進んだとしても、ケアリングが不要になることはない。

私が「背離」に気づかなかった理由

　私は、患者一人ひとりをかけがえのない人間として理解し、その人の個性や独自性を大切にする看護を目ざしてきた。それを「ケアリング」と呼び、私の方法についても経験知として語ってきた。それを内容とする本（『臨床看護面接』すぴか書房、2005年）を上梓してさえいる。なのにどうして、私は看護と科学の背離に目を向けてこなかったのか？　それが自分でも不思議で、ずっと考えていて、突然、「もしかしたら……」という理由に思い当たった。

　私は、理論や科学的な知識をそのまま当てはめて相手を理解したことはない。むしろ、相手の認識や気がかりを先に尋ね、

もし何か疑問に思っていることや不安があれば、必ず耳を傾けて思いを受け止め、その意味を相手とともに明らかにした上で、私の意見を伝え、具体的な対処方法を提案するようにしてきた。患者の気がかりや困りごとは個人的、特異的で、私たち看護師の想定外であることが多い。実際、その人固有のニーズは本人でないとわからないということを何度も経験している。いくら私がその人の困りごとを理解したいと思っていても、当事者と看護師との立場の違いによる認識の違いは拭いきれないのであるが、「相手が思っていること、言いたいことを先に尋ねたほうが、私の意見を受け入れてもらいやすい」ということは言える。自分にとってそのほうが都合がいいからでもあるが、とにかく、私は患者の認識や気がかりを先に尋ね、それを踏まえた上で、私がよかれと思う看護を提案してきたのであった。いつもそうしていたので、看護と科学の背離による人間疎外に気づかなかったのではないか？

　そもそも、相手の個別性や独自性を尊重するのがケアリングなのであるから、ケアリングにおいては、科学的なアプローチが起こしかねない人間疎外も起きることはない。私は、そのような自分の方法（ケアリング）を前提にして考えていたから、科学や理論に対して矛盾に悩むことはなかった。先に解決策を実行していたために、本質的な問題に関心をもたずに済んでいたのである。

　詭弁としか受け取られない理屈かもしれないが、自分の人間性を否定せずに済む「言い訳」が見つかって、ホッとした思いである。

IV 看護とケアリング

事例に頼ることの限界
──ケアリングのわかり方

「当たりまえ」の実証

　ここまでいろいろ考えてきてわかったことは、要するに、看護師は科学的な普遍性と、患者の個別性・独自性の両方を満たすかかわり方をしなければならないということである。そんなことは、言うまでもなく「当たりまえ」と思われるかもしれない。ただ、その「当たりまえ」は実際どのように実践されているのか。一般的な知識と目の前の現実との間にはギャップがあることのほうが、むしろ普通である。患者にとって最適、最善の方法を探らなければならない。

　一般論では語れない個別の事情というものもある。そうした事情を受け止めることから、その人とのかかわりを伴うケアリングが始まるわけであるが、関心をもってかかわるということに、マニュアル的な「正しさ」の保証はない。ということは、主体的な行動が求められているのである。また、患者の個別性・独自性を尊重するということは、患者の主体性にはたらきかけることに他ならない。つまり、ケアリングにおける看護師-患者関係は、ケア提供者と受益者の関係ではなく、まさしく主体的な相互関係でなければならないのである。

　私が行なってきた看護（ケアリング）の方法（☞前項、p170-171）は、はからずも、その条件にかなっていると思っているが、一般的な方法として認められているわけではない。

172

私には、看護について「ケアリング」という言葉で伝えたいことがあった。それを説明しようと思うと、私には事例を示して納得してもらう方法しか考えられず、手元に残っている資料（多くは実習で学生とともにかかわった事例）をひもとくことになる。事実をとおして理解してもらえれば、私自身はそれでよかった。そもそも、前項で述べたように、人間的な看護は定式化できないと考えれば、「論より証拠」を残すしかない、という気持ちもあった。

問題意識の共有──「わかられる」ための条件

私がかつて発表した論文は、いずれも事例報告にもとづくものであった。その目的は、読者の関心を呼ぶ「論」の展開や、意外な「新発見」の提示ではなかった。看護の可能性を考えてもらいたかったのである。私の事例（体験した事実）を記述すれば、読者には「わかってもらえる」と思っていた。

しかし、人とかかわる際はいつも、看護師としては特に意識して、コミュニケーションに齟齬が生じないように、相手の意向を必ず確かめてきたつもりの私であるが、事例報告ではどうであったか？ この場合、相手は読者である。私の示した事例がどのように読まれ、理解されたのかということを確かめていない。あるいは、自分のかかわり方に対する疑問や率直な批判を聞きたい、というような気持ちもなかった。

その場の状況と事実展開（看護師のかかわりと患者の反応、その後の変化）を提示すれば、それがケアリングの「証拠」として了解されるものと思って書いていたのである。特定の理論（仮説）の検証や、評価あるいは批判を目的としてさまざまな

観点から検討を加える「事例研究」を意図したのではなかった。

研究であれば、事例は研究対象であり、検討に供される素材である。私の場合、事例は私が思うケアリングを評価指標にしてすくい上げられたことであり、その実際が読者に事実として伝わるように提示することが第一の目的であった。ケアリングと呼ぶものを、観念的なあるべき論や定義づけによる理解ではなく、実際をとおして「わかって」もらうことが重要だと思った。理屈を考えるのではなく共感的な理解を求めていた、と言い換えてもいいかもしれない。

私は、ただ心に残るエピソードを披露したわけではない。読者を感動させることが目的ではなく、ケアリングの必要性と有用性を説明したかったのである。しかし、それが読者にどう認識されたかを、どう確認するのか？ 理論に頼らないとすれば、主観的な判断を問う以外にない。つまり、私の主観的判断のプロセスが読者に了解され、私と同じように理解の「カタルシス」が得られることを私は期待しているのであり、そのように読んでもらえなければ事例紹介の意味がない。

そのためには、私の関心が読者の関心をひき、読者が私と同じように「わかりたい」と思ってくれる必要がある。事例に託した問題意識が共有されなければ、読者が私と同じように「わかりたい」と思うことはないであろう。事例に取り上げる理由（動機）が自分には自明でも、読者には不明なままだったかもしれない。

事例が意味をもつには、提供する私の主観である問題意識が読者に伝わり、共有されている（その時点で、私の主観は客観化される）ことが重要なのであった。具体的には、もちろん私

の中でのことになるが、読者と対話を繰り返すことが重要であった。そのなかでは、やはり、さまざまな論や批判に向き合うことは、避けられないことのように思われる。

事例重視≠理論軽視

看護では「事例が大切」という言葉を誰もが口にする。私も同感である。しかし、そう言うだけで十分なのか？

事実の受け取り方に誤解や解釈の違いを生じることはないかと問われれば、事例は客観的な「証拠」とは違うということを認めなければならない。

そもそも事例を重視するのは、看護師の臨床での実践というものが、客観的な証拠を必要とする科学的・実証的な研究の対象になりにくいことを意識するからである。また、普遍的な理論に従った型どおりの行動とみなされることに満足できない、すなわち主体的実践として評価、検討するためのように思われる[註21]。だとすれば、事例は科学的な研究や理論の検証のために役立つ客観的な「証拠」とは違う。事例はあくまで「ケース」なのであって、それによって一般的な命題の正しさが証明されるわけではない。帰納的な証明も考えられなくないが、事例は挙げはじめるときりがない。

それが「例証」と見なされ得るのは、そのように読み取る解釈が読者にも了解されたからである。つまり、客観的な証拠に

註21 ●それゆえ、マニュアルをなぞっただけの実践が事例になることはない。「最善の看護」を追求することとの対比で描かれることはあるかもしれないが、それを自らの実践として報告するのは矛盾である。

175

近づけるために「事実ありのまま」を伝えることの大切さ（虚偽は許されない）はもちろんであるが、それ以前に、事例に託して何を伝えたいのか、読者の関心を引き寄せることが大切なのであった。その説明抜きでは、何がどうわかったことになるのか？

　説明が難しいから「事例で済ます」というわけにはいかないのである。たぶん、理論的な説明だけでは「済まない」から「事例が大切」と言うのが正しい。逆に、「大切に思う事例」は、その意味、すなわち理論的説明を求める、とも言えそうである。

　もし、事例重視が理論軽視の裏返しなのだとしたら、そのような事例主義は、看護学の進歩を妨げる弊害になってしまう。

車の両輪

「説明が難しい」という壁を前にして、私は、それをよけて通る道として「事例」を選んだのであったが、その先に果たして、壁を乗り越えて向こう側に出たのと同じ視界が開けたのであろうか。また、読者が私と同じ「わかり方」をしてくれたかどうか。いずれも心許ない。「難しい」という壁はそのまま残されている。

　ふと、「考える葦」が思い浮かんだ。壁を越える力はないとしても、「なぜ難しいのか」を考えることはできるのではないか、と。

　難しい壁に立ち向かうことで、新たな発見がもたらされる。それが人間の考え方であり、わかり方である。そうであるなら、「わかる」ために理論を求めるのは、人間としては当然のことに違いない。

科学で言えば、実験と理論が車の両輪であるのと同じように、ケアリング学にも、事例と理論の両輪が必要なのである。一方だけで「わかった」ことにはならない。

「‥‥とは何か」という問いの意味

これまで、私は「ケアリングとは何か?」という問いを立てることなく話を進めてきた。上述したように、概念的な定義よりも、看護師のかかわりが状況を変化させる具体的な事実を知ることのほうが重要だと思っていて、「何か?」とは観念的な言葉の理解（理屈）に過ぎないと思っていたからである。

私は当初、本書の元になった原稿を書き綴る段階では、私の記憶に残る事例の記述に大半を費やしていた。編集者の宇津木氏とは、本書の内容は事例紹介ではなく著者の思索をメインとする、との趣旨（編集方針）で合意していたのであるが、事例でわかってもらいたい気持ちが強く、それも、ありのままの事実を伝えるために要約の少ない長大な記述になってしまい、編集者からは、「事例集ではない」との忠告が何度も繰り返された。しかし、どんなことも事例すなわち自分が体験した事実に置き換えて理解しようとすることが習い性となり、言うなれば「事例主義」から脱却できないでいた私は、どうすることが思索になるのか? 当初はイメージさえできなかった。何を考えるための事例提示なのかを意識するように、また、結論の前にさまざまな角度で思索をめぐらした、そのプロセスを述べるようにと言われても、事例から直観的に「わかる」こと以外の「わかり方」をしてこなかった私には、思索を「めぐらす」こと自体が難しかったのである。

IV　看護とケアリング

　編集者の望む「エッセー」には到底なりそうもない。諦めの
悪い編集者は、私の元原稿を分解して、こんなふうに書けるの
ではないかとサンプルを示してくれたりもした。それととも
に、今回の執筆動機の大本^{おおもと}には「ケアリングとは何か?」とい
う問いがあるはずであり、それを自分の言葉で説明しようとし
たときに思い浮かぶあれこれをそのまま書くようにと助言され
たのであるが、その時の私は、「何か?」を問われている「何」
の意味がわからなかった。

　それが、事例に頼ることの限界を知り、それでは「何がわ
かったのかわからない」ことを理解する_{註22}と、「何」とは、さ
まざまな意味づけであり、説明であり、目的・目標であり、事
例で示される事実とは別の、一言で言えば「理論」を指すこと
がわかった。同時に、学問には、その独自性を際立たせ、目的
となる真実を論理的に説明する「大理論」が必要であると言わ
れていることを思い出した。つまり、「ケアリングとは何か」
の「何」は、「看護とは何か」の答えが看護理論であるのと同
じで、「ケアリング理論」のことを指していることに気づいた
のである。

註22 ●実を言うと、私がこれらのことを理解したのは、元原稿に対する
編集者のコメントや修正案の提示があり、そのたびに考えさせられ、書き
直したり、新たな稿を起こすことになったりした、書かれた原稿を媒介に
編集者との間で交わされた何年にもわたるやりとりの結果である。対話に
よって理解がすすむことを実感した。
「わかる」ということは、自分だけの問題ではなく、他者との間で「わか
り合える」ことでなければならない。本はそのためにある、というのが編
集者の信念らしい。

ケアリングの理論家と目されるジーン・ワトソンは「理論（theory）とは、ある現象を解明しようとしてことばやしぐさで表現された知識・着想・経験を、頭脳を働かせて集約する行為のことである」と述べ、それは「アートや人文科学や哲学の追求と不可分である」と続けている（『ワトソン看護論：人間科学とヒューマンケア』p 2、稲岡文昭、稲岡光子訳、医学書院）。人間がもつ頭脳のすべてをはたらかせて、その存在根拠となる「何か?」と「なぜ?」を追求するのが理論なのである。ケアリング理論がなければ、ケアリング現象を記述して説明することも、それを目指して実践することも、検証することもできない。ケアリング理論は、看護師がケアリングの実践を志向し、研究するときの基盤なのである。

　私の事例は「私の方法」を説明することにはなっていたと思う。興味をもっていただけたとすれば、たぶんその意味で読まれたのだと思う。しかし、それが「なぜケアリングなのか」は説明されていなかった。

教育方法の追求

　事例に頼ることの限界は、看護教師として、また研究者としての私の限界でもあった。さらには、責任転嫁するわけではないが、ケアリングに焦点をあてた研究の知的蓄積に乏しい看護学そのものの限界が影響していたようにも思う。

　看護論や看護理論についての知識は教授されても、科学になじまないケアリングは、何を根拠にしてどのように教えられてきたのだろうか。現在の看護教育の実際を知らないが、少なくとも教員当時の私は、ケアリングの教育方法について他の教員

Ⅳ　看護とケアリング

たちと話し合ったことがない。その必要性を、看護教育の課題として十分認識していたとは言えない。

　当時の教師たちはそれぞれに、看護に必要とされる知識と技術、看護過程に関することだけでなく、ケアリングの大切さについても教えようとしていたと思う。私も、実習での学生の反応をふまえて、毎年教育プランを更新して取り組んだ。私なりの工夫として、講義と実習の間に「模擬演習」を入れて、学生同士の相互交流によって体験的な気づきを促したりしたが、どういうことがケアリングになるのかを教えるのに「普遍的な方法」は考えつかなかった。教師として試みたことは書けても、それを学生がどう受け止めたかを見とどけるのは難しく、評価することまではできていない。事例や体験的な事実をとおして学ぶことで、ケアリングへのモチベーションを高めることが精一杯であった。

　それでも、学校で学んだことが卒業後ゼロになるとは思わなかった。看護師になり、業務をマスターした後、少し余裕ができて個性を発揮できるようになった時に、自分の看護観の表われでもあるケアリングが意識される。ある卒業生が「定時の計測時に患者の話を聞くので、どうしても長くかかってしまい、役割をうまく果たせていない。記録ができない……」と、悩みを聞かせてくれたが、そのような悩みを抱えることこそ患者とのかかわりを大切にしている証にほかならない。それ以上は、自分自身の課題として引き受けるしかない。

　その思いは今も変わらず、学校での教育に過大な期待をかけるべきではないが、教師自身の課題としてケアリングの理念は掲げられていても、それを具体化する教育内容については試行

錯誤を繰り返しただけであった。おそらくそれも、基盤となる理論がもてなかったことに関係している。理論的な「何か?」が考えられていれば、私が努力して取り組んだ教育方法も、学生たちがどう学んでくれたのか、評価研究として残せていたかもしれない。

IV 看護とケアリング

「よい看護」の主体的実践

　科学的にとらえることがむずかしいケアリングであるが、看護師の主体的な実践を促す根拠であることは誰もが認めるであろう。しかし、看護がケアリングの実践であることはどのように説明されてきただろうか。また、その実力はどのようにして養われるのか。それらが、看護学における重要なテーマとして関心が注がれてきたようには思えない。

　科学的な看護の追求がすなわちケアリングの実践であると言えるなら話は簡単なのであるが、そうは言えない。実践者のなかで矛盾した思いが生じることもある。そのことについて私なりに考えたことを、これまで述べてきたわけである。

ケアリングの根拠

　看護師が実践で直面する患者個人とのかかわり、すなわち患者との間にケアリング関係を築くことは、相互の主観を抜きにしてはありえない。それは普通に考えられている看護過程ではない。ケアリングにおける主観は、科学的根拠に基づく「計画」とは違うはず（☞計画してはいけないこと）だからである。客観的に意味づけること（科学的説明）はできたとしても、それは後付けの合理化なのである。

　看護が専門職としての実践である以上、科学的な根拠が求められ、合理的な判断力が問われるのは当然であるが、ケアリン

182

グも同じであろうか。感性、価値観、気づきなど、実践者の主観も、決して自分勝手な思い込みではなく客観に照らして考えてもいるはずなので、客観的に根拠づけることも可能ではあろうが、もし、自己客観化に気を奪われてしまったら、主体的実践ではなくなり、本来のケアリングとは違うものになってしまうのではないだろうか。

　素直に考えれば、看護の問題は科学的に解決されることがすべてではない。そう思っている人のほうが、確かめたことはないが（そのような調査研究があればぜひ見てみたい）多いのではないかと思う。「よい看護」を目指す看護師の実践（患者とのかかわり方）が重要なことを、みな常識として知っているのである。誰が行なっても同じ画一的な方法、マニュアルに頼る方法だけで「よい看護」は実現しない、と。

　優れた看護師による「よい看護」とは何だろうか？　科学では説明できない「よさ」を解明する必要がある 註23。言い換えれば、看護師の主観が目ざすべき「よい看護」とは何かを追究することである。

主観対主観の応答

　これまで、実践の学の肝であり要でなければならない「よい

註23 ●看護は科学でなければならないとの前提から出発すれば、よい看護も科学的に検証され、よさの程度も測定され……と、科学的に規定されることになるのだろう。しかし、そうして規定された（科学的に定義された）「よいこと」は、人間の主観の自由性とは本質的に背離する。科学以前に、「よい看護をしたい」と思う看護師がいる。その人間が「自由に」欲する（願う）「よい看護」があるはずである。

看護」が、看護師の「主観」であるがゆえに、科学であるべき看護学の対象とならず、個々の看護師の主観に委ねられるほかなかった。そうした看護学の現状を、問題の核心としてとらえるべきであった。

近年のケアリングに対する関心の高まりに期待を寄せているが、研究に関しては、今も傍流に甘んじているのではないだろうか。また、研究の成果が看護学の教科書にどれだけ反映されているだろうか。かつての私自身の言い訳になるが、ケアリングの「教授」が難しいのも当然なのである。学生たちの疑問はそれを突いていたのではなかったか。科学に対する疑問、不信をぶつけたのではない。「よい看護」をしたい主観に対して、先輩である教師自身の主観で返してほしかったのである。

ジレンマにおけるケアリングの実践

看護師はケアリングの実践に悩むことがある。「ケアリングに教科書はない」としても、臨床現場でジレンマに遭遇したとき、看護学には、少なくとも解決の手がかりとなるものが用意されているべきである。優れた事例報告は有効な手がかりとなるはずである。それは、証明された「普遍的な方法」を授けることではない。蓄積された経験知から看護師自身が主体的に学び取り、それをもとに実践されるのである。その結果はさらに経験知を豊かにする事例となる。

ケアリングは普段「当たりまえ」に実践されていて、特に意識化することもなくスムーズに事が運ぶのを助けているのであるが、問題を抱えていない患者などいるはずもなく、時に、どうかかわることが援助になるのか悩ましい問題に直面する。ジ

レンマを生じるのは、悪条件が重なり、患者本人も価値判断が
つかずに選択に迷うような特殊な状況においてである。それに
対してどうすることが最適なケアになるのだろうか。特殊な状
況を分析し、科学的なアセスメントから最適な解決策を導き出
して提案することが求めらるのだろうか。そうはならないと思
う。客観的に「最適な解」があるとは限らない。

　患者の主観の受け止め手（理解者）になることを第一にあげ
たい。感情の表出も含むコミュニケーション自体がケアになる
だろう。そして、日常を支える当たりまえの実践にも大きな意
味がある。何よりも患者の生命力の消耗を防がなければならな
い。さらに、ほのかな灯り（☞ p106）かもしれないが、経験知
から学ぶことで、具体的な対応のヒントが与えられるかもしれ
ない。

　科学的、理論的な根拠が見つからなくても、ケアリングは実
践される。

「第三の科学」としての看護学

ゲーリー・ロルフ『看護実践のアポリア：D・ショーン《省察的実践論》の挑戦』

ゲーリー・ロルフ著『看護実践のアポリア：D・ショーン《省察的実践論》の挑戦』（ゆみる出版、2017年）を思い出し、改めて手に取った。ショーン（Donald Alan Schön, 1930 - 1997）の理論を手がかりに、看護における科学のあり方と実践知の重要性を論じたものである。

著者は、学術研究者たちが、主観的で一般化ができないことを理由に経験的な知識を顧みないことに異を唱え、学術的に厳密な理論は臨床看護師の実践を改善する手立てにはならないとも述べる。一般的には正しくても、看護師が臨床で出会う出来事すなわち経験の意味を明らかにし、深い理解を助ける説明にはならないからである。そのような考えに私も共鳴して、興味深く読みすすめたものである。

まずは、序文をもとに、著者の問題意識と、私が特に興味を引かれた論点を紹介しておこう。

＊

実践にもっとも重要とされる知識と「試行的理論」は、自らの実践を省察することから得られる。つまり、臨床での出会いにおける個別的な看護師-患者関係の中から生まれてくるのである。それらを生みだすことができるのは実践者だけであ

る。すなわち、研究のための研究ではなく、看護活動の一部として生みだされるのである。ショーンは、この過程を行為内省察（reflect-in-action）、あるいは即応的実験（on the spot experimenting）と呼んでいる。

　行為内省察とは、問題設定を行ないながら、自分のもつ枠組みをそれに適応するように再構成することである。このように行為がなされるとき、実践者は、同時に科学者であり研究者である。

　著者（ロルフ）は、科学としての看護（厳密な学問）と、アートとしての看護（私が「ケアリング」と呼んでいる看護のあり方にあたると考えていいだろう）との間には、緊張関係あるいはギャップ（本書でしばしば述べてきた言葉をあてるなら「背離」）があることを認める。そして、このギャップを埋めるのに、実践を理論に近づけるという方法は否定され、「理論が日々の実践の現実をよりよく省察することによってしか埋められないことに気づいた」と述べる。

ベナーの達人ナース論との違い

　ベナーが「初心者ないし一人前の実践」と位置づけた「機械的な理論にもとづく実践」に対して、ショーンは「技術的合理性」を認めている。そして、二人ともそれを超えることの重要性を強調している。しかし、二人の類似性はここまでで、そこから先は違っている。ベナーは、「熟達者は科学理論を捨てて、直感と深遠な暗黙の「やり方の知識（knowing-how）」を選ぶ。それはちょうど、チェスの名人が盤を見て直観的に最善の手がわかるように、熟練の看護師も臨床現場に入れば、どうすればよいかについて「その感じが掴める」という」のであるが、そ

187

Ⅳ　看護とケアリング

れに対して、ショーンは、「何をすべきか「とにかく知っている」というよくある経験は、事後に省察することによって、それが実践のなかで実験するという論理的かつ筋道だったプロセスであることを明示することができるものであり、それはリアルタイムで意識に呼び起され、実践の只中で行為内省察に用いることができるものである」と考えるのである。

　ショーンやロルフによれば、省察的実践のプロセスは、科学的な合理性を失うことのない看護法にほかならない。

「唯一の事例」の科学性

　実は、最初に私がこの本を読もうと思った、そもそもの動機は、ロルフが「唯一の事例」の科学性について書いている　註24ことを知り、それに興味をもったからであった。

　人間対人間の関係において、「その人となり」を理解することから始まるケアリングの事例は、まさに唯一の事例である。それに対して看護界は、「人間対人間の関係で展開される患者

註24 ●ロルフは、次のように述べている。「私は看護を大規模で一般化可能な統計学的調査研究としてではなく、個人的な臨床での出会いの研究に関わる、唯一の事例の科学として捉えるべきであり、それゆえ看護の根拠についての定義を、個人に明確に焦点を合わせるように再定義すべきである、と提唱しました。特に、通常の根拠の序列を逆さにした、実践の中で実験する過程から生まれた個人的知識と試行的な理論が根拠の価値基準であるような、根拠に基づく実践の再帰的モデルを主張しました。」（p15）
　唯一の事例は、普遍的であるべき科学とは概念的に矛盾するように思われるが、ロルフは、看護における人間の科学はただ１つの特異な事例についての科学なのだと考える。つまり、自然科学でも社会科学でもない、いわば「第三の科学」として看護独自の科学が想定されている。

中心の看護」を称揚しているにもかかわらず、その実践報告である事例を、研究としては重視してこなかった。ロルフも書いているが、「主観的だ」とか、「唯一の事例から普遍性、再現性、法則性を得ることはできない」など、自然科学的なルールに沿わないことが主な理由であったと思う。

　ロルフの略歴を見ると、哲学・心理学・社会学部門を卒業後、精神看護師の資格を取得している。学術研究者でもあるロルフの見解であることが、私には心強い援軍と思えた。事例研究をどうしたら科学として認めさせることができるのか、思い悩んでいた私にとって待望の書であった。あわよくば、ケアリングに立ちはだかる科学性の壁を越えられるかもしれないと思ったのである。

　それまでも、「ケアリングは看護の理念、あり方に沿う、唯一の、しかも専門性を要する看護法である」との私の信念が揺らぐことはなかったが、科学性重視の風潮に異議を申し立てることはなかった。私自身、科学性が認められることを強く望んでいたからである。私が同調できなかったのは、患者にとって有用かどうかについて、「看護の質」を問うよりも、「科学的であるかどうか」ばかりを問う風潮であった。いわば優先順位の問題でしかなかった。

　科学先進国であるはずの欧米で、科学的な看護に対する懸念から、ケアリングが注目されるようになっているらしいことを知り、いずれわが国でも科学偏重によって生じる軋轢がクローズアップされ、ケアリングへの関心が高まる時がやってくることを期待した。しかし、当時の私は、ケアリングの有効性を証明するのに、あくまで自然科学の権威に頼ろうとしていた。い

189

ま思えば、辻褄の合わない矛盾した考えであるが、一般に認められるには、自然科学のもつ真実性に頼る他はないと思い込んでいたのである。

人間の共感能力

　私が目ざす看護は、患者のありのまま（人間性、独自性）を理解し、患者本人が望む将来を主体的に選択し、その意思が実現できるようにすることである。当事者自身が自然体で、主体性（アイデンティティ）を発揮できることが、自然治癒力を活かし、その人らしい人生の構築につながるという信念にもとづき、看護はそのサポート環境になるべきだと思っている。私の考えるケアリングは、看護師がそのような考えのもとに主体的にかかわる実践なので、看護師側のアプローチにも、自然と看護師本人の人となり（ありのまま）が現われる。

　ケアリング的なアプローチによる反応の再現性は、「似たような体験をした人なら、誰もが同じように考えるだろう」と思う人間の共感能力がひとつの根拠になる。誰もが共感できることは、人間の本質に違いないと思う。そして、経験を重ねるなかで、ケアリング後の反応に共感できるのは、それがその人の本質的な反応だからであることを確信し、やがて、「誰もが共感する本質的な反応が認められるケアリング場面での応答は、再現性があり、法則性もあるはずだ」と考えるようになった。

直観的な知識と試行的理論

　病の体験は不条理であり、現実世界は矛盾だらけである。看護師がいくら患者を癒したいと思っても、科学的な知識や方法

だけでは患者を癒せない。が、日常生活でもしばしば起きることだが、困難な状況に遭遇すると、すべてを順序立てて論理的に考えた上で結論を出すより先に、ロルフの言葉を借りれば「直観的な知識と試行的理論」が、脳裏に浮かぶのではないだろうか。その試行的理論（仮説）は、対処の第一歩を踏み出す根拠になる。もちろん、それにはリスクが伴うが、客観的な根拠を求めて最適な解決法を得るまで手をこまねいて時機を逃すリスクと、どちらを選ぶかの問題である。ここでそれ以上考える必要もないであろう。

　現前の状況はいつも「はじめての事例」ではあるが、まずとるべき対処法は直感的あるいは直観的に、リアルタイムで意識に上る。この時は「そうするのがいい」と思うだけで、確かな根拠があるわけではない。ロルフは「根拠を得るには、只中で実験・実践する必要がある」と書いている。私もそのように、実践しながら妥当性を確かめ、省察し、リアルタイムでそれを実践に活かしてきた。実践後は、経緯を振り返って確認する。私はこれまで、その「直観的知識と試行的理論」の真偽を疑ったことはなかった。初めての事例にもかかわらず「現前の事例に見合う知識と試行的理論が浮かぶ」のも不思議であるし、咄嗟に浮かんだ「試行的理論」を、私が「正しい」と信じるのもおかしなことかもしれない。しかし、本質とは、そのような自明性として理解されるものなのではないだろうか。私はそう思っている。

　無論、私に確信があるとしても、それはあくまで、私が考える仮説なので、それをそのまま実践することはない。必ず、私の考えを相手に伝え、相手の反応（意思や考え）を確認した後

IV 看護とケアリング

に実行に移すようにしている 註25。

　失敗例も成功例も含めて、私自身の実践から得た知識、スキルが、私の中(無意識)に保存されている。だから、現前の現象がたとえ唯一であっても、未経験な現象であっても、人間の本質に沿った現象であれば、今に見合う知識と試行的理論が直観的に浮かぶのである。

　人を慈しむケアリングは、人間の本質に沿ったアプローチであり、本質的な反応は、たとえ確認できたのは唯一の事例に過ぎなくても、試みる価値のある知識と試行的理論になり得ると考える。

臨機応変と「実験」

　科学とは「観察や実験など経験的手続きによって実証された法則的・体系的知識」(広辞苑、第6版)のことである。それに照らすと、事例は厳密に再現して実証することは不可能であると考えられ、科学にはなりそうもない。ところがロルフは、看護の実践はたとえ唯一の事例であっても科学であると考えているようなのである(☞註24)。一般的な科学の定義に従って科学であることを諦めるのではなく、ロルフは看護を「唯一の事例の

註25 ●その一例をあげる。学生の受け持っていた終日床上安静の患者が、夫の死に遭遇し悲嘆にくれているのを知り、「学生と私で何ができるだろうか」と考えたとき、私が直観したのは、食事、排泄、清拭など基礎看護技術で学ぶ日常生活動作のすべてにわたる援助と「夫の思い出話」を聞くことであった。思い出を聞くことがケアになると直観した仮説を確かめるために、患者と面接した。患者の言葉を聞いて、私は「この方法でいい」と確信できた。もしそのとき「自分の判断に誤りがある」と気づけば、再度面接して確かめ、別の方法を提案したであろう。

科学」としてとらえ直し、仮説は実践の「只中で実験・実証できる」と考える。私はこの考え方に「えっ!」と思った。しかし、振り返ってみると、事実、私もそのように考えて事例を取り上げ、論文を書いてきたのである。ならば、我が意を得たり! である。

「只中で、実験・実証し、リアルタイムで回帰的に省察・実践する」ということは、科学的な知識を根拠とする看護のように画一的、確定的ではなく、複雑な状況下であっても、臨機応変に対応する実践を説明している。それが「唯一」であっても、非科学的なわけではない。科学的な看護に比べて患者への貢献度が劣るわけでもない。ロルフが唱える「唯一の事例の科学」説は、私が目ざしているケアリングの科学性を擁護するものと思われた。

　唯一の事例における実践は、看護過程のプロセスとして示せる看護法とは異なる。看護過程の看護法は科学知識の適用であり、エビデンスにもとづくものと考えられる。それに対して、当面事例として取り上げるしかない看護法は、臨機応変に試みられる実践の只中で、実験・実証し、その結果から逆向きに、看護法としての真実性を説明するほかない。それゆえに、ロルフは、一方で「看護の実践者は研究者であり、科学者でなければいけない」ということを強調する。

　私は「看護は人間が相手だから、実験による実証は困難である」と思っていたが、ロルフは、「実験・実証する」という言葉を頻繁に使っている。当初、私は「実験」という言葉に違和感を覚えたが、今では、以下のように解釈している。

　人間が対象である限り、看護は、どんなプランでもすべて仮

説である。仮説である限り、看護師は、患者が不利益を被らないように、慎重に実践、検証しなければいけない。それには、主観に偏らず、真摯に事実と向き合う科学者としての厳正な観点と姿勢が必要である。そうであれば、「試行的理論の只中での実践」は同時に「実験」にもなっている。ゆえに、その結果は「実証」にほかならない、と。

看護の実践者は、常に（マニュアル的な看護を実践している時でさえも）省察的に実践し、「知識と試行的理論」と、その根拠を一緒に見いだしている。つまり、実践者自身が、その知識と試行的理論を証明する"科学者"として行動していることになる。

ショーンやロルフが言うとおり、行為内省察と行為後省察を繰り返し、「リアルタイムで、再帰的に実践・実験すること」から得る「直観的知識と試行的理論」は、看護実践を客観的にながめる学術研究者による見当違いな理論よりも実像に近く、有用な知識になるはずである。個人的な対処が求められ、ケア法が１つとは限らず、複雑で多様な環境の影響を受ける看護では、科学的・実証的に見いだされた因果関係を根拠にした標準的な看護法が最適であるとは限らない。また、その状況下での実践者の省察を経ない画一的な看護が、ケアリングになることはないであろう。

一筋の希望

ひるがえって、学術研究者たちは、以上のことにどう反応するだろうか。それには、私は悲観的であった。

私は、ケアリング的なかかわりやその反応にも、法則性、再

現性があるはずだと主張したが、その根拠は、体験から得た主観的、感覚的なもので、説得力のある説明ではなかった。できなかったのである。事例研究の結論は、いつも「……かも知れない」で終わっていた。学術研究者が指摘するように、「主観的、個人的過ぎて一般化が難しい」のである。残念ながら、今のところ、看護独自の科学観による「第三の科学」がどのようなものになるのか、私には明確な姿が描けてはいない。

　ロルフは、当時の看護界について、「看護は科学の持つ刺激的で創造的な実験頼みの精神に加えて、アートの刺激的で創造的な実験の精神をも手放してしまい、その両者に代えて、ショーンが技術的合理性と呼ぶもの、つまり患者個人のニーズや希望とは関係のない規則と手順に、従うことを選んだのです」と述べている。患者のニーズや希望を手放しては看護そのものが成り立たないのは自明であって、看護師なら誰もがわかっているはずなのに、なぜ？　と、彼には合点がいかないのである。しかし、そんな看護界の現状に対してロルフは諦めない。「唯一の事例の科学」を主張する論陣を張り、看護の人間科学は、自然科学とも社会科学とも異なる、第三の科学を目指すべきだと考える。そのことに、私は一筋の希望を見る。

Ⅳ　看護とケアリング

私の方法——省察的実践（ショーン）との違い

相手の納得と同意

　ロルフは、「ショーンの著作を読んだおかげで、私は科学としての看護とアートとしての看護との間にある緊張関係を、すなわち厳密な学問と無意識の直観的な実践との間にある緊張関係が意味するものを理解できたと思っています」と述べている（前掲書、p2）。この緊張関係を乗り越えるのが「省察的実践」にほかならない。私は、ショーンの「省察的実践」の概念に目が開かれ、学ぶことも大なのだが、具体的な看護法のレベルで考えると、まったく同じとは言えない。

　私も、ショーンやロルフと同じように、科学的な知識は一般的には通用しても、「唯一の」状況下において有効であるとは限らないと思っている。しかし、それへの対処法として、彼らが「直感」を重視し、それが「省察」をとおすことで「ある種の合理性をもって」利用可能になるというふうに考えることが、私の実践のもとにある考え方とは微妙に違うのである。

　私の場合、自分が省察するだけではなく、「対話」による相互理解の結果、相手の納得と合意を得て利用可能になるからである。私がケアリングと呼ぶ個別性や独自性を重視する看護では、理論や科学的知識による人間疎外は起こらない（☞私が「背離」に気づかなかった理由、p171）。

　常に、省察しつつ実践する。その点では私に異論はない。省

196

察しなければ「相手の人間性や個性を尊重する看護」にはならないからである。ただ、私の場合、私が省察した結果を相手の納得と同意なしにそのまま実践することは、まずない。何らかの仕方で私の考えを相手に伝え、その反応から相手の認識や意向を確かめ、合意を得る努力をする。

　私が自分の方法としてこだわってきたのは、先に相手の意向を確かめ、それに沿う看護を実施することであった。したがって、たとえ厳密な科学性に欠け、根拠が不確かであったとしても、私の看護が患者の認識やニーズと背離することはありえない。つまり、「合理性」を獲得するプロセスが、ショーンやロルフとは違うように思われる。言葉によって相手の主観（認識）を確認し、それを反映しているという点で、彼らの言う「省察的実践」よりも、看護としての合理性は増しているはずである。

主観世界の再帰的形成

　人間は生きていく上で、限りなく偶然の出来事に遭遇する。それは予測できないから、必ずしも最適行動をとれるわけではない。偶然の刺激の中から自分の過去の主観にもとづいて意味（価値）のあるものを選び出し、新たに主観世界を創り変えていく。こうして偶然は意味づけられ、必然と化す。このような主観世界の成立の仕方を「主観世界の再帰的形成」と呼ぶ。

（西垣通「AIの弱点克服するために　主観的な価値判断で統御する」、連載：科学技術と人間、毎日新聞、2023年3月1日）

西垣はAIとのかかわり方を説明しているのだが、まるで私のケアリングを説明してもらっているように思った。ケアリングのきっかけも偶然が多い。患者と対面している時、私は何らかの気がかりと個人的なかかわりの必要性を直観する。おせっかいで、せっかちな私は直ぐ行動に移すことが多いのだが、それでも、自分がよかれと思ったことを相手に確かめずにそのまま実行することはない。必ず、私の主観である直観に基づく「仮説」を相手に伝えて、相手の認識や意向を確かめている。対話における相互理解とは、お互いに主観と客観が創り変えられていく、すなわち主観世界の再帰的形成のプロセスなのである。もし、私が直観したこと（相手からすれば客観）と、相手の主観が一致していれば相手は同意するし、違っていれば、そう読み取れる反応が起きる。対話は、お互いの主観と客観が創り変えられて同じになる、あるいは違いが違いとして受け入れられるまで続けられる。

万一、時間の都合などで確かめる余裕がなく、私が一方的に私の考え（主観）を伝えて実行する場合でも、相手の主観的世界（考え、意向）が「私と同じになった」と判断できるまで、私の観察（もしくは対話による相互交流）は続けられる。

認識の違いがあって、一致が難しいこともある。「同じになる」とは、「私の考えにそのまま同意してもらう」という意味ではない。「○○の点が違っているね」と「違い」に同意し、それを共有することもある。これが、相手の個性や独自性を尊重する看護の理念に沿う看護師の自然な行動である。いずれにしろ、患者とのかかわりにおいて、私の直観をそのまま行動に移すことは、決してない。

最善の看護法——意図と気づかい

意　図

　シスター・M・シモーヌ・ローチの『アクト・オブ・ケアリング』
（鈴木智之、操華子、森岡崇訳、ゆみる出版、1996 年）に付された「前
言」で、ナンシー・ディーケルマン（ウィスコンシン大学看護学部
教授）が、「近年の文献においては、ケアリングの意図的な性格
に焦点をおいた考え方、すなわち、私がケアしようと意図すれ
ば私はケアすることができるという考え方が一般的になってい
る。これに対し本書は、ケアリングに関する問題は、意図のあ
り方にではなく、共同体の中に存在するふるまいをいかに理解
するのかにあるという見方を促す。この解釈学的なアプローチ
は、創造され、再生産されるケアリングの実践に焦点を合わせ
ることを可能にしてくれる。実践の中心にあるものは、ふるま
いであり、実践者の意図ではない。本書は、意図（志向性）の
理論にもとづいてケアリングの実践をとらえるアプローチの仕
方を覆すような議論に貢献するものである」と述べている。

　確かに、私が個別的にかかわるきっかけは、相手の「ふるま
い」に何かしら「気がかり」を覚えたことによることが多い。
それゆえ、ディーケルマンがケアを「意図する」ことよりも「ふ
るまいを理解する」ことを重視する考えも理解できる。しかし、
私は、専門職業人たる看護師のケアリングである以上、ケアに
おける「意図」を軽視するのは誤りだと思う。

IV 看護とケアリング

　私たちは何かを意図するとき、意識された理性的な目的や理由だけに従っているのだろうか? いや、そうとは言えない。性格や価値観など個々人の独自性も関係するであろう。また、看護師として意図するのであれば、そこには看護師のアイデンティティ、専門的な知識および経験のすべてが反映するはずである。それらが相互関係の形成やその後のケアリングのあり方に影響するのは当然である。したがって、ケア者の意図を問うことは、ケアリングにおいても重要なことだと、私は思う。

　経験が乏しい人は、何らかの異変の兆候かもしれない「ふるまい」に気づくのも、それに適切に応答するのも難しいであろう。しかし、ケア者自身が「難しい」ことを自覚さえしていれば、自分の見方や気づき方、応答の仕方が妥当か否かを確認する方法はある。初心者だからこそ、それを相手に正直に伝えるありのままの「ふるまい」が、コミュニケーションを促進することもある。そこから貴重なケアリングの実践が生まれるのも、決してめずらしいことではない。その場合にも意図はある。相手の患者も、初心者の意図を推しはかることなく、ただ「ふるまい」に反応するわけではあるまい。

定義の検討

　2007 年に日本看護協会が制定した「ケアリングの定義」がある。それには、「ケアアリングとは、① 対象者との相互的な関係性、関わり合い、② 対象者の尊厳を守り大切にしようとする看護職の理想、理念、倫理的態度、③ 気づかいや配慮が看護職の援助行動に示され、対象者に伝わり、それが対象者にとって何らかの意味 (安らかさ、癒し、内省の促し、成長発達、危険

の回避、健康状態の改善等）をもつという意味合いを含む。また、ケアされる人とケアする人の双方の人間的成長をもたらすことが強調されている用語である」とある。

　揚げ足を取るようだが、この表現にも私は物足りなさを感じている。③の「気づかいや配慮が看護職の援助行動に示され、対象者に伝わり……」の説明が、気づかいや配慮が看護職の援助行動に付随することのように受け取れてしまうことに不満を覚えるのである。私は、ケアリングこそが、看護職者による専門的な知識を伴う専門的なケアとして定義されるべきだと思っている。

　ケアリングは、看護師として任ずる私の意図的なかかわりであると明言したい。そのとき、被ケア者は一方的な私のケアの受け手ではない。あくまで主体は当事者なので、一緒により良い対処法を考え、被ケア者の立場で私のかかわり方と看護の是非を教えてくれる、私のパートナーである。したがって、私は、看護師の援助行為が「安らかさ、癒やし、内省の促し……等」の意味をもつということ、そうした「意味合い」をケアリングだとは思っていない。無論、些細な看護者の気づかいや配慮が自然と伝わって、被ケア者に意味のある変化が起きることがないわけではないのだが、それを偶然の産物として、すなわち「付録」や「おまけ」とみなすことに異を唱えたいのである。前述したように、初心者にこそ可能なケアリングもある。ビギナーズラックは、ただ偶然に起こるのではない。職責を果たそうとする「意図」があったはずである。

その人らしさの具現

　私の意図には、看護師としての方針、考え方、対処法など、私が意識していることのすべてが含まれている。つまり、私の意図には専門的な知識や経験知がはたらいている。そのような「私のかかわり」は、相手から感じ取ったものに対する「私の具現」なのである。そして、そのような「私の具現」は、患者を害したり、生命力を消耗させたりすることにはならず、その反対の意味をもつ、患者の「その人らしさ」を引き出すように思われる。ケアリングの場では、しばしば予測を超えた反応が見られる。その、一律ではないさまざまな反応こそ患者の独自性であり、その人らしさの表われに他ならない。

　以上が、私が「意図的であること」をケアリングの必須条件と考える理由であり、看護師としてケアリング的にかかわる「私の方法」の意味である。私がケアリング的にかかわった方は、どなたも自身のこれまでを見直し、新たな対処様式を自分で見つけていた。それに伴うように、幻肢痛が改善したり、何度目かのがんの再発時なのに疼痛が和らいだりした方がおられた。夜間「花畑に菜の花を見に行ってきた」と話してくださった方もいる。その後、何かの記事で「臨死体験で花畑を見る方が多い」という話を知ったのであるが、その方は元気で退院されたのであった。

　神経免疫学では、笑いや精神的な安寧が免疫機能を高めるというデータもあるらしい。このような反応がケアリング的なかかわり方に関連しているのかどうかは確証がなく、過剰な期待はすべきでないと思うが、私は、でたらめな話でもないと思っている。患者がつらい病にも肯定的な意味を見いだすことは、

自分らしい生活を送り、価値ある人生を全うするエネルギーに
なるのは確かなことである。人間の治癒力にはたらきかけるの
が看護であり、ケアリングには、少なくとも、それが発揮され
やすいように条件を整えるはたらきがあることを認めてもいい
のではないだろうか。そうであれば、ケアリングは、先の定義
のように「意味合い」として認めるのではなく、人間の価値創
造に貢献する「最善の看護法」として定義されるべきだと思う
のである。

「気づかい」に根ざす「気がかり」

　「意図的であること」にこだわる理由と、「私の方法」を説明
してきたわけだが、ふと、編集者の宇津木氏がコメントで口に
された「ケアリングは単なる主観でも、観念的な理念・理想で
もない、具体的な実践に直結する問題として、看護学の対象
になるべきだと思います」という言葉を思い出した。そうだっ
た。私は、「単なる私の主観や観念的な理念・理想」を念頭に
ケアリング的なアプローチをしていたわけではない。また、確
かな理由もなく、自分のおせっかいな性格が表われた「ふるま
い」としてかかわっていたわけでもない。

　私は科学的な知識や経験知を根拠にした実効性のある看護を
実践したいと思ってきた。その私が、患者の、気がかりな「ふ
るまい」をキャッチするのである。

　では、私はなぜ「気がかり」を覚えるのか？ 相手を気づかう
人間愛の現われとして 註26 (次ページ) である、と言ってもいいと思
う。ケア者も被ケア者も、双方が気づかう存在なのであって、
それぞれの個性や考え方を活かしてケアに参加し、よりよいケ

Ⅳ 看護とケアリング

ア法を一緒に考えるのが、私の考えるケアリングである[註27]。

　私は、自分のおせっかいな性格を自覚しており、しばしば反省させられてもいる。しかし、看護師として臨む時に限れば、単なるおせっかいではないと思っている。人間性の本質である「気づかい」に根ざしたはたらきかけ、すなわち「ケア」なのであるから、躊躇すべきではない。人間の看護においては、けっして余計なことでも、不必要なことでもない。

註26（前ページ）● 「人間愛」などと、あえて大胆な表現をしたのは、ケアリングの発端となる「気がかり」が、情報収集とアセスメントからみちびかれる「問題」ではないことを強調したかったからである。その問題であれば看護計画がたてられ、看護過程の展開による「解決」が目ざされる。

註27● しかし、患者―看護師でなく、一般的な人間同士のかかわりとして考えるなら、意図をはなれて、お互いがありのまま、自然な交流が生まれることが望ましい。「気が合う」とか「仲良くなる」とかいう間柄である。ディーケルマンは「意図したからケアできるわけではない」と言っているが、確かに、そのレベルのことまで考えたらそのとおりで、気が合わなかったり、苦手に感じる人柄だったりすることはケアリング的なアプローチの障害になる。ただ、「必ず相手に確かめる」私の方法は、理想の人間関係を実現することにはならないかもしれないが、少なくとも関係の悪化を防ぎ、障害を回避するのに役立つ。

ケアリングに時間をかける余裕はない？

併用する——分業できない

　やっと結論が見えてきたようだ。看護師は、科学的なアプローチとケアリング的なアプローチを併用しているのである。そうでなければ、専門職としての看護に託された使命を達成できない。

　「併用する」と言うしかないのは、科学的な看護法とケアリング的な看護法を「1つの方法にまとめる」ことはできないからである 註28。看護を2つに分けて考えられるなら、「分業」して能率を上げようと考える人が出てくるかもしれないが、それもできない。併用するのが看護なのであるから。業務は分業できても、看護そのものを分けてしまったら、看護師という人間が行なう仕事ではなくなる。

　私は先に、ケアリングを「最善の看護法」と述べたが、科学的な看護法を「次善」とも、それに「劣る」とも述べていな

註28 ●これまで、「できない」と断言する論者はいなかったように思う。一人の看護師がそれらを別々に行なうのではなく、同時に実践するのであるから、方法は1つになっていなければならないと考えるからであろう。そうであるために、ロルフは「統合」（原語は確かめていない）と言い、かつての同僚たちは「融合」という言葉を使う人が多かったと記憶する。しかし、それらは、そうありたいという願望を含む用語であって、主観的な「思いなし」のようにも思われる。

205

い。ケアリングの規準は、治療的な価値規準ではかれる科学的な看護法とは別の、人間の自己実現的な価値に焦点をあてた最善であるという意味でそう表現したのであって、科学的な看護法も、科学的な治療に沿った最善を目ざしているという意味で、同様に「最善」と言えないことはないが、この場合は、看護師個人の主観が追求する「最善」をかぶせることなく、「科学的な根拠にもとづく看護法」と客観的な言葉を用いるのがいいと思う。

　併用というのは、状況に応じてどちらかのアプローチを「選択」することではない。両者は常にはたらくべきものである。あらかじめ、状況を適用すべき方法によって分類したり、最適な配分を決めたりする必要もない。ただし、その時の看護を分析して、両者の要素がどのように適用されたのかを知ることはできるだろう[註29]。

業務の変化と「看護ができない」悩み

　社会環境の変遷や医学の進歩によって、医療は変化し続けている。看護も新しい知識やスキルが求められる。情報のシステム化、デジタル化による職場環境の激変もあり、看護業務のあり方も変わらざるを得ない。それは否定しようのない必然であって、私がどうこう言うことに意味はない。ただ、その現場を担う現役看護師たちが自らの仕事について思っていること、

註29 ●事例検討の重要な視点として意識されるといい。医師たちの症例検討と同じように、看護師も事例検討によって実力をつけていくが、看護の実力とは「併用する」看護の実践力なのである。

看護師としての生きがいをどう感じているかには関心がある。

コロナ禍の最中に、「エッセンシャルワーカー」に対する称賛の声が上がったが、それを手放しでよろこぶ当事者はいなかったのではないかと思う。患者と防護服でかかわらなければならないことに、ケアが妨げられることに苦しむ看護師がいた。科学的な感染防止策が必要なのはもちろんであるが、同時にケアリングを提供することが看護の仕事であると思う看護師の「看護ができない」ことのつらさを思いやる人が、どれだけいただろうか。エッセンシャルワークが、人が嫌がることを引き受ける仕事と思われてありがたがられるのだとしたら、本人の主体性を無視した、むしろ失礼な話である。

話を普通の職場環境に戻して、看護師たちは、自分が望む「看護ができている」と思って仕事に勤しんでいるだろうか。生きがいについて尋ねると、業務の複雑さや多忙さに押し流されているという悩みを聞くことが多いのである。個々の患者とのかかわりにおいて、看護師本来の役割を遂行できている実感がもてないらしい。つまりケアリングが実践できていないように思っているのである。

なぜできないの？と問うと、「そこまで考える余裕はない」「患者の話を聞く時間がとれない」という人が多い。しかし、本当にそうなのだろうか。そう思っていることを疑うのではないが、自分の問題として真剣に原因を追求した結論のようには思えないのである。否定されにくく通りのいい理由をあげることで、言い訳をしているのだとすれば不毛である。

ケアリングではなく、科学的な思考をはたらかせる看護過程についてはどうか？　根拠について十分に考える「余裕はない」

207

まま業務をこなしていることを悩む声は聞こえてこない。医師の指示があり、電子カルテの情報が客観的な根拠になっているので、科学的な理にかなった業務を遂行していると思っているのかもしれない。多忙さの中でカンファレンスや看護計画に時間をかけられないことがあっても、科学的な看護ができていない悩みとはならない。それほどに、科学的な思考のほうは医療に絶対に欠かせないものとして浸透しているのであろう。

しかし、看護は医学や治療技術の進歩に貢献するためにあるのではなく、患者のために、安全、安楽を追求し、患者の人間性がおろそかにされないために、すなわち真に人間の福利に貢献するためにあることを再認識するなら、ケアリングは、患者にとって今日ますます重要な意味をもつことになる。二の次にされてはならないのである。先にも述べた（☞p201）ように、ケアリングは看護の「おまけ」でも「付録」でもない。余裕がないからできないというのは、看護師として「看護をしていない」と言っているのと同じことになる。

看護師自身の内在的な課題

たぶん、「余裕がない」と言う看護師も、実際には何かしら、ケアリング的なかかわりを行なっているのではないかと思う。業務的なチェックでいっぱいで、それ以外のことにまったく目が向かないとしたら、看護師失格である。業務の傍ら患者に話しかけて様子をうかがうのも、素人が聞き流すのとは違う、大切な看護の仕事である。身体的異常を知るためだけではない。普段とは異なる患者の「ふるまい」が気にかかったら、それがケアの起点となる。たぶん、その先に「できていない」悩みと

ケアリングに時間をかける余裕はない?

なる問題がある。その「気がかり」を、看護師の「気づかい」としてどう患者に伝えるか、そして効果的な援助が展開できるだろうかと考えると、ケアリングは業務としての指示があることではないから、看護師の仕事として引き受ける「余裕がない」「時間がとれない」と思ってしまう可能性もある。

しかし、日常的な業務の遂行とは別に、面接の時間を割かなければケアリングにならないと考えるのは誤解である。私は自分が行なってきた「看護面接」をケアリングの方法として意味づけてきたけれども、面接の時間がとれなければケアリングはできないと考えたわけではない。また、面接に時間を費やすことが時間の合理化(仕事の能率)に反することだとも思っていない[註30]。患者とのかかわりにおいて常にケアリングの意図をはたらかせるのは看護職のアイデンティティーであり、主体的な自覚である。多忙による疲弊の訴えは理解できる。しかし、それをケアリングに時間を割けない「言い訳」として受け入れてしまうのは早計である。

それよりも、「看護ができていない」と思うのは、最善の看護を志向しているからそう思うのであろうと受け止め、むしろ肯定的な反応を返してあげたいと思う。否定的な表面的事実を追認しても仕方がない。どうすることが看護師のアイデンティティーをまもり、常に「ケアリング的アプローチを併用する」

註30 ●ケアリングによって、コミュニケーションの齟齬がなく、患者の意思や期待に沿えるので、治療にも協力的で、自然治癒力が発揮されて回復も早まり、看護業務に要する時間の総計は少なくて済む、とさえ思っている。実証的な研究結果は示せないので、あくまで私の内心のつぶやきであるが。

Ⅳ 看護とケアリング

看護を目指すことになるのか、そうした看護師自身の内在的な課題としてとらえ直してほしい。いま現在の自分にできることは何か。それを試してみる。できていることを大事に積み重ねる。そういう主体的な努力を励ましたい。

そこで、「省察的実践」が思い浮かんだ。ショーンやロルフが述べる「省察的実践」を読み、そのイメージを自己像に重ねることができれば、まさに自らの主体的努力が励まされるだろう。細川（私）の方法（☞ p196-197）も、同様に役立てていただけたらうれしい。私の看護師経験において、「自分の気がかりを相手に確かめることからコミュニケーションが進み、それに伴って治癒力がはたらき、良い方向に向かう」という信念が裏切られたことはない。

看護は人間対人間のかかわりである。患者-看護師のコミュニケーションを抜きにケアリングの実践はあり得ない。そうした信念をもって日常業務に臨むなら、患者の小さな変化に気がつき、ベッドサイドケアに時間が割けなかったとしても、評価を返すことで気づかいは伝わる。患者にとって「わかってもらえる」ことの安心感の大きさを知るべきである。そういうことの積み重ねこそケアリングの実践にほかならない。

V

人間の真実

『永山則夫──封印された鑑定記録』を読んで

V 人間の真実

＊

　堀川惠子著『永山則夫──封印された鑑定記録』の書評記事を切り抜いたのは、もうずいぶん前のことである。それには「石川医師に心を開くことで永山が人間性を取り戻し、情緒が豊かになっていく過程が手に取るようにわかる……」と書かれていた（星野博美、読売新聞、2013 年 4 月 21 日）。私は「えっ」と思った。「取り戻した」ということは、人間性を失っていたということになるが、人間が人間性をなくすとはどういうことなのだろう？

　さらに、永山が「心を開き」人間性を取り戻すことを可能にした医師のかかわりがあったというのである。私は人間対人間の関係（パートナーシップ）であるべき看護を生涯の仕事としてきたが、その根底にある「人間性」について深く考えたことがなかった。それは人間に共通に備わっている「人間らしさ」なのであって、誰もが認められ、尊重されるべきものだと思っていただけで、人間性を喪失した人を相手にすることなど、想定外であった。

　私は、人とかかわる看護師を任じながら、人間そのものについて何も考えてこなかったことに忸怩たる思いで、読まなければと切り抜いたのだったが、実際に手に取って読む[註31]のは今になってしまった。

＊

──────────────

註31 ●『永山則夫──封印された鑑定記録』は、2013 年、岩波書店発行。2017 年に講談社文庫。私が読んだのはこちらで、2023 年 5 月 11 日第 5 刷であった。本文中に記した引用と頁数は講談社文庫版による。

『永山則夫——封印された鑑定記録』を読んで

真実追求の営為

　永山則夫は、1968年（当時19歳）4人を射殺、1987年死刑が確定、1997年に刑が執行された死刑囚である。獄中から、手記『無知の涙』や、『木橋』（新日本文学賞を受賞）ほかの小説作品を発表したことによっても知られる。

　著者の堀川惠子は、永山の処刑後11年経った2008年12月、永山の遺品が保管された場所[註32]に通って、永山が書き遺したものを読み込む作業を続けていた[註33]。永山の日記をたどるなかで、一審において弁護士の依頼に応じて行なわれた二度目の精神鑑定（先の鑑定と区別して「石川鑑定」と呼ばれる）の存在を知る。石川によって鑑定書が書かれるまでには、永山本人との面談に膨大な時間が費やされており、しかも、そこではテープが回され録音されていたらしい。堀川は、永山との間で交わ

註32 ●遺品は、彼を支援した人たちが代々引き継いできたもので、ダンボール箱にして100箱以上、千葉県の民家に「宅下げ」されていた。

註33 ●堀川は、死刑について問い直すことをライフワークにしており、永山の死刑判決後「永山基準」と呼ばれるようになった死刑の基準の根拠を探るために課した作業であった。その成果は『死刑の基準——「永山裁判」が遺したもの』（日本評論社、2009年）として出版されている。また、堀川はNHKのETV特集『死刑囚永山則夫——獄中28年間の対話』（2009年10月放送）のディレクターを務めてもいる。

V　人間の真実

された会話を録音していたという事実を確かめるために、石川義博医師を訪ねた。すると、そのテープは石川の元に保管されていたのである。

石川医師にとっては、面談を重ねただけでなく、永山が語ったことの裏付けをとるために現地に足を運んで自分の目で確かめ、関係者の証言を得るなど、鑑定医として全身全霊を傾けて書き上げた鑑定書であったが、二審判決[註34]以降、話題に上ることはなかった。石川本人も一度も公に語っていない。その彼が堀川に心を開いて取材に応じ、当のテープとともに、封印されていた記録の閲覧を許した。ノンフィクション作家堀川に一切が託されたのである。こうして本書が書かれることになる。

以下は単行本初版（岩波書店、2013年）の帯のコピー。端的に要点をついた紹介になっているので、書き写しておく。

少年の「心の闇」に挑む　渾身のノンフィクション
19歳の連続射殺犯　100時間の録音テープ
『死刑の基準』（講談社ノンフィクション賞受賞）、『裁かれた命』（新潮社ドキュメント賞受賞）で人が人を裁くことの意味を問い続けてきた著者が、再び永山則夫に向き合う。

註34 ●第二審の高裁において、一審の死刑判決が無期懲役に減刑された。その背景には、船田三雄裁判長がこの鑑定書を読み込んでいたことがあると推測されている。それによる永山理解が情状酌量を導いて減刑されたのであろう、と。しかし、これを不服とする検察が上告し、最高裁によって差し戻されたことにより、再度の高裁判決で永山の死刑が確定した。その審議においては、もはやこの鑑定書が顧みられることはなかった。

永山の死刑確定後、作者の「封印」とともに忘れられようと
していた石川鑑定に日をあて、堀川が自らの足で改めて取材し
掘り起こした事実を加えて、永山事件と裁判の過程がたどりな
おされる。そこにはさまざまな人間のドラマが潜んでいた。永
山の生い立ちや家族環境の悲惨さだけではない。本書で明らか
にされた事実に圧倒されない読者はいないだろう。どうするこ
とが「解決」なのかはわからない。しかし、少なくとも事実を
「知る」ことなしに人を裁くことがあってはならない。

　知ることは、知ろうとする人間がいてはじめて可能なことで
ある。何を知りたいのかといえば、単なる事実経過ではなく、
「真実」の追求と言うべきものであろう。それが読者の心をも
動かす。

　このような真実追求の営為は、著者堀川の確固たるプロ
フェッショナリズムなくしてはあり得ない。そこには興味本位
とは異なる次元の関心に支えられた方法意識がある、というこ
とに思い至って、はっとした。看護師としての私の信条に通じ
るということに気づいたからである。看護プロフェッショナル
として、私が患者にかかわる際の基本姿勢のもとにある関心は、
相手が思っていることを知りたい、正しく理解したいというこ
とである。結果的事実の認識、評価ではなく、事の起こりかた
（原因）に関心を寄せる気持ちが強い。

意味のある「おせっかい」

　永山は逮捕後、幾度となく自殺を繰り返し、検察官や裁判官
の問いかけにも応えようとしなかったので、犯行動機が解明さ
れないまま、結局貧困ゆえの金目当ての事件として処理され、

V　人間の真実

1979年東京地裁で死刑判決が下された[註35]。

　そんな永山に転機もたらしたのは、のちの直木賞作家 井出孫六であった。永山本人が何も語らないままに裁判が終わりそうだと知った井出は、永山と面会して、「あなた、今までのことを少し話しなさいよ。新聞にも色んなことが書かれているけど、本当は違うとか、…（中略）…こうじゃないとか、いっぱいあるでしょ、それを裁判の中で説明していかないと」と説得した。永山はそれにも反応しなかったが、井出は諦めない。永山の担当弁護士と会い、弁護士から永山が獄中で書いているというノートを数冊見せられた。その内容に衝撃を受けた井出は、再度永山と面会、出版を勧めた。それが後にベストセラーとなった『無知の涙』(初版発行は1971年、合同出版)である。この井出の「おせっかい」とも言えるような介入[註36]が永山を変えるきっかけになり、この後、永山は弁護人や支援者の「正しい裁判を行なうために」との説得を受け入れ、石川鑑定を受けることに同意した。

註35 ●この結果には、当時（1970年代）の社会情勢下、弁護人抜きの審理が行なわれるなど「荒れた裁判」であったことや、弁護側からすれば有利な証拠となるはずの石川鑑定を、永山本人が拒絶したこと（☞本文後出、p224）が影響した可能性もある。

註36 ●もし、井出がこの「おせっかい」をしなければ、『無知の涙』が世に出ることもなく、永山は石川医師から二次鑑定を受けることもなかったであろう。紛れもなく井出は永山を文才のある一人の人間として認めた最初の人であり、井出の極上のおせっかいによって、永山の裁判は急展開するのである。私は、この出会いに不思議を感じ、こんなおせっかいができる井出をうらやましく思った。余談だが、私のケアリングも、ふりかえれば「おせっかい」から始まっていたように思うのである。

意味のある縁

　石川は、人間の心を深く知りたいと精神科医になった。しかし、当時の医局では心の研究など科学にあらずといった考え方が支配的で、心が満たされることがない日を送っていた。その石川を、当時新人の指導に当たっていた小木貞孝（後に作家となる加賀乙彦）が「入院している患者の司法精神鑑定の手伝いをしてみないか」と誘った。それから犯罪精神医学の研究に没頭した石川は、小木と共に数々の業績を残すとともに、医療少年院で治療にあたることになったのであるが、そこでは思うような治療関係を作ることができなかった。少年らは反抗的、拒否的、敵対的で不信感が強く、これまでの研究の「成果」や、統計的なデータ等は何の役にも立たなかった。どのようにして非行少年の面接や治療を行なえばいいのか。石川は医師として拠って立つ基盤を見失いかけ、途方に暮れた。

　そんな最中に次の出会いが訪れた。土居健郎[註37]である。アメリカでの研修を終えて帰国した土居は、精神科の大学院生のための症例研究会（通称「土居ゼミ」）を発足させた。それを伝え聞いた石川は、あまり期待せずに（本人によれば「とりあえず」）参加することにした。

　その研究会では、事前に選ばれた報告者が、自分が担当している患者の症例（家族歴、病歴、治療経過、行き詰っている事象など）について報告する。綿密に準備され詳細な説明がなさ

註37 ●『甘えの構造』（弘文堂、1971年）の著者として知られる。同書が一般にも多くの読者を得たのは、若者の「モラトリアム」や依存的な性格が話題なった当時の時代背景もある。

V　人間の真実

れたように思われるのだが、じっと聞いていた土居は「患者の最初の言葉は何だったのか？」「それに対してどう答えたのか？」「患者はさらにどう答えたか？」といった具合に、次々と質問を投げかけた。不意を突かれた報告者は汗びっしょりとなるが、土居との数時間のやりとりのなかで、その患者の抱えている問題が浮き彫りになった。そして、参加者の多くが現場に戻ってから、土居の指摘が正しかったことを実感するのだった。土居によれば、「患者の悩みを出発点にして患者の話に耳を傾け、わからないことを聞き直し、患者との対話を深めていく」と徐々に信頼関係が築かれ、「ある日「そうだったのか」という瞬間を共に迎える」ことができる。

「時間をかけて一人の人間とじっくり向き合っていくことの重要さ」を説く土居の教えによって迷いが解かれた石川は、以後「非行少年から学ぶ」ことを心掛けるようになる。臨床家である医師は「科学者」なのか？　との疑問にも、「医学は本来、臨床から出発し、臨床こそ医学の目的である。それゆえ臨床は、それ自体が研究となりうるし、またなるべきであり、実験的精神によって行なわれなくてはならない」「…（略）…治療関係についての所見は自然科学的事実とは異なるものの、客観性に関する限り何らの遜色はない」と、土居は明確に答えてくれた（p65）。土居が「臨床も立派な科学である」と太鼓判を押してくれたおかげで、石川は臨床医として精神犯罪医学に邁進することができた。

　小木にしろ土居にしろ、このような「縁」は、単なる偶然だったのだろうか。

『永山則夫——封印された鑑定記録』を読んで

石川医師が鑑定を引き受けるまで

　石川医師は、「二次鑑定」の依頼を一旦は断った。が、弁護団は引き下がらない。石川の気持ちを動かしたのは、精神医学界の重鎮によって行なわれた1回目の鑑定書を読んだことが大きい。それは、「必要な鑑定事項をそつなくこなしていた」が、永山の悲惨な生い立ちについての分析は「わずか数行」で終わっており、「幼少期における生活環境の影響は少なくない」と述べられているだけなのであった。そのような鑑定がまかりとおっていることにショックを受けたのであろう。その箇所に石川は、赤ペンで「なぜ、取り上げないのか」と書き殴っている。事実の追求が足りず真相がつかめないまま、その影響は「少なくない」という表現で逃げていることに怒りを覚えたのだ。彼がめざす精神鑑定の理念からすれば、看過できることではなかった。

　結局、石川は再鑑定を引き受けることにした。

　永山との面接は、「問診」ではなくカウンセリングの方法を取り入れ、永山本人に自由に話してもらうことにした。医師を信頼して語るようになるまで「とにかく待つ」ことを心に決めて臨んだ。それは、土居に師事して以来ずっと実践してきたことでもあった。石川は、引き受ける条件として、「永山を自分が勤務する八王子医療刑務所に移し、鑑定を集中して行えるように、また、期間も2か月は確保してほしい」と要望した。理解ある上司によって2人の助手がつくことも認められた。こうして、石川による鑑定面接が287日間かけて行なわれることになる。

　徹底的に事実にもとづいた鑑定を目指した石川は、面接で引

き出された永山の発言に頼るだけでなく、その裏付けをとるための行動をも厭わなかった。鑑定にかけた当時の石川の思いの強さゆえである。それは精神科医としての自身のアイデンティティーにかかわることでもあった。

「3章：家族の秘密」「4章：母と息子」「5章：兄と弟」「6章：絶望の果て」と、封印された鑑定記録がひもとかれ、テープに残された永山本人の言葉とともに、永山の生い立ち、一家の生活状況、家族間の出来事から事件に至るまでの事実が明らかにされていく。その「物語」の重さは圧倒的で、それこそがもっとも知られるべきことだと思うが、要領よく紹介するのは私の手に余る。ぜひ本書を手に取って読んでいただきたいと思う。

本心を引き出す対話

対話の記録がプロセスレコードのように紹介されている。石川医師の応答ぶりはさすがである。永山が自己防衛することなく、不利益なこともあるがままに語り、自らを客観視していく。

家族について語った最終日、石川医師のカルテには永山が部屋を出る間際の様子が記されている。永山は「4時半終了時、「こんな話をしても、分かってくれるかなぁ。無理じゃあないかなぁ」と目の周りを赤らめ、涙ぐんでいた」と。

私は、発達理論や家族理論、また危機理論やストレス理論など人間理解のための理論を学んでいるし、永山と同じように、戦後の貧しさと大変さも体験している。だから、永山の家族が貧しさのせいで関係がギクシャクする気持ちもわかるし、石川医師の言う「虐待の連鎖が起きている」という状況も想像できる。永山の「物語」を読み始めたとき、「永山を一人の人間と

220

して理解しよう。理解できるだろう」と思っていた。しかし、そんな私に対して永山は「わかった」などとは決して言われたくはなく、「違う！」と叫んだであろう。語り得ない真実があるということではない。石川医師との面接の中でやっと、永山は「違う」と叫びたい本心を話せたのではないだろうか。それは、彼自身の「わかってもらいたい」という意志表明にほかならないと思う。

面接の最終日、石川が永山の写真を撮るときの会話が紹介されている（p405-406）。

　　石川　ちょっと、そこに立ってくれる？
　　永山　嫌だよ。
　　石川　いいじゃないか。ちょっとね……うん、よし。これ
　　　　　1.5メートルくらいだな、ええっと……。
　ガタガタと椅子が動く音がした後、シャキッ──、石川がシャッターを切る音が録音テープから響いてきた。
　　石川　ちょっと笑ってみてくれる？
　　永山　嫌だよ！
　　石川　ほら口あけて。
…（略）…穏やかに笑い合う声が部屋に響く。シャキッ──、二度目のシャッター音。永山は照れているのか、まだ小さな声でブツブツ言っている。
「はい、ありがとう。こんなこと、やらないんだけどね……」（原文は改行あり）石川医師のこの言葉で、最後の録音テープが終わった。

V 人間の真実

「初めて出会った頃の永山は俯きがちで、どこか陰のある暗い顔をしていた」が、その頃には、「思わず涙ぐんだり、時には笑ってみたり、怒って声を荒げたり」といった当たりまえの感情表現が「出来るようになっていた」のである。石川がカメラを「こっそり持ち込んだ」のは、最後まで質問を拒否することなく語り続けた永山が「取りもどした笑顔をどうしても残しておきたかった」からに違いない。

審理に生かされなかった鑑定書

石川義博による『永山則夫精神鑑定書』は、昭和49（1974）年8月に完成した。堀川によると、「日本司法精神鑑定史上、例のない被告人の心理分析が為された鑑定書は膨大な量で、（鑑定書を読んだ）弁護団が、「自分達も聞いたことのない新たな情報にただ驚いた」というくらい新しい情報が含まれていた」（p414）。このような鑑定書は、日本の裁判史上極めて稀なことであるらしい。

しかし裁判では、その内容がまともに受けとめられ斟酌されることはなく、さらには被告人永山自身の「拒絶」ということもあった（☞本文後出、p224）。当時の社会状況を背景にして法廷は異常な「荒れ模様」を呈し、裁判は長期化したあげく、5年後の1979年7月、永山に下された一審判決は死刑であった。判決では、石川鑑定について「判断の材料となる前提を間違えており重大な疑問があるとして一顧だにされなかった」註38。

ところが、その2年後（その間に、永山は獄中結婚をしている）二審の東京高裁の船田裁判長は、一審を破棄して無期懲役の判決を下した。二審を担当した大谷弁護士は、その判決を聞

『永山則夫──封印された鑑定記録』を読んで

いた瞬間衝撃を受けたという。「あれは全面的に石川鑑定に依拠して出た判決だと私は確信を持ちました」と述べている。

その船田裁判長は、「事実上の死刑廃止判決だ」とマスコミのバッシングに晒された。そして検察は上告し、その結果、最高裁は二審判決を破棄して東京高裁に差し戻した。この時点で、事実上永山の死刑が確定したわけだが、判決理由で石川の鑑定書について触れることはなかった。「一審と二審が事実上、石川鑑定の解釈をめぐって判断を分け、また「新井鑑定」と「石川鑑定」という二つの精神鑑定が結論を異にしているにもかかわらず、最高裁判決は石川鑑定の存在に一言もふれなかった」（p427）。これも、一審と同様、結論ありきの判断に不都合な証拠には目を向けないという態度と言えよう。堀川によると、差し戻した理由に鑑定書のことが書かれていなければ、鑑定書が再審で考慮されることはないらしい。弁護士は「三度目の鑑定をすべきである」と主張したが、認められなかった[註39]。

このように、石川鑑定が審理に生かされることはなかった。それでも石川本人は、徒労感は覚えたにしろ、自分としてやるだけのことはやり遂げた思いで後悔はなく、ふっきれた気持ちでいられたという。

註38 ●死刑という結論ありきの裁判であり、「石川鑑定を生かしたくない司法」の意思があったことを、当時の元裁判官の一人が証言している。死刑という結論を導くのに都合の悪い鑑定書を採用しないようにしたというのである。

註39 ●しかも、肝心の永山も三度目の鑑定を受けることを拒否。最終的に弁護人もすべて解任した。

V　人間の真実

被鑑定人による否定

　石川には、それよりもはるかに大きな衝撃を与える出来事が
あった。完成した鑑定書を読んだ永山が「これは、自分の鑑定
じゃあないみたいだ」と言って、鑑定を否定したことである。
そのことを弁護士から伝え聞いたとき、「被害妄想」などとい
う言葉に引っかかるのはよくあることだが、「自分の鑑定じゃ
ないみたい」と言われたことがショックだった。

　石川はこう語っている（p416）。

　「…（略）…あれだけ自分が、なぜあんな重大な罪を犯した
のかを知りたいと、それで思いっきり彼に語ってもらったわ
けですよ。鑑定書は彼自身が語った内容をまとめ分析したも
のだから、裁判官や検事は別としてね、彼ぐらいは自分が言
いたいことを表現した鑑定書だという風に言ってくれるだろ
うと、僕は思い込んでいたわけ。ところがね、別の人の話み
たいだっていうのを聞いて本当にショックで、びっくりしま
してね……。あれだけエネルギーを注ぎ込んで作ったものを
否定されるっていうのは、もうやりようがないと思ったです
ね。（後略）」

　「…（略）…もちろん、ああいう風に、批判するのはいいんで
す。批判しても精神療法だったら、彼が批判したこと自体を
話し合って、なぜ批判しているかを明らかにして彼も私も納
得すると。じゃあ次はこうしようって出来るでしょ、でも鑑
定は出来ない。もう意味がないと思いましたよね。それでも
う、精神鑑定は絶対にやるまいと決めたんです。もうあれ以
上の精神鑑定はやりようがないと思ったんです。反論も対話

224

もできず治療に結び付けられないのなら、二度とやるまいと
……」

　万難を排し、全身全霊を注ぎ込んで完成させた鑑定書であっ
ただけに、喪失感も大きかった。以後、石川医師は犯罪精神医
学の道を絶った。それは40歳を前にした決断だった。八王子
医療刑務所を去る日、それまで手元に置いていた精神鑑定の資
料は処分した。永山の一言が石川の人生を変えたのである。

死刑執行

　終章では、1997年、永山の死刑執行の知らせが石川医師に
届いた日のことが書かれている。それは鑑定が終わってから
23年経った暑い夏の日、突然飛び込んできた。そして、忘れ
かけていた八王子医療刑務所での日々を蘇らせた。「君はどう
して、そう思ったの？」と問いかけることはもう出来ない。「石
川医師は、言葉にならない深い喪失感に襲われた。…（略）…
医師として全力を尽くしながら、永山則夫を救うことが出来
なかったという無力感は、彼を苛み続けた。」（p447-448）
　ところが、である。さらに心を撃つ事実が明らかにされる。

永山の手元に最後まで残されていた鑑定書

　死刑確定後、永山は再審請求を行なおうとせず、膨大な裁判
資料も「宅下げ」して手放し、ひたすら小説を書き続けたが、
その永山の手元に一点だけ残されていた裁判資料があった。石
川が書いた精神鑑定書である。傷んだ冊子はセロハンテープで
補修が施され、透明のビニールを繋ぎ合わせたカバーで大切

V　人間の真実

に包まれていた 註40。赤や黒のボールペンによる書き込みがあり、誤植の訂正や傍線を引いた以外に、◎ ○ △ × # など、彼にしかわからない記号が書かれていたりした。その鑑定書を、永山は、刑が執行されるその日まで独房に置いていたのである。石川はそのことを知らなかった。

　遺品の中から『永山則夫精神鑑定書』を見つけたとき、堀川はその意味がわからなかったが、石川に会い、託されたテープを解読しているうちに、永山が最後まで手元に残していた意味がわかった。

　堀川はその鑑定書を石川医師に届けることにした。永山の死刑執行から 4 年後の 2001 年、66 歳になった石川は、自宅の近くにマンションを借りて小さなクリニックを開業していた。実物が堀川から石川に手渡された。

　　石川医師は、封筒から慎重な手つきでそれを取り出した。そして小さく驚きの声をあげた。
　「これ原本ですか？　これが彼の部屋にあったんですか？」
　　（中略）
　「ああ、彼は書いていますね、ここにも、ああ線が引いてあるわ。これは、彼の手垢がついているんだね。こんなところにも線がありますよ。このことは僕、全然、知らなかったですよ……」（p451-452）

註40 ●「獄中では、ビニールカバーを入手することは出来ない。恐らく、差し入れを包んでいたビニールを集め、工夫して何枚も貼りあわせてカバーに仕立てたのだろう」と堀川は推測する。

石川は、永山の手垢がついた頁をめくりながら、涙をこらえることができなかった。

この感動的シーンに続けて、堀川は「永山は、一度は石川鑑定を否定した。しかし、その心中はどうだったのか」と問うて、「鑑定書に記載された自身の生い立ちを、母の人生を、独房で繰り返し辿り反芻した。だからこそ彼は、"連続射殺魔"からひとりの人間に立ち戻り、最後まで被害者遺族に印税を届けようとした。…（略）…犯してしまった取り返しのつかない罪に、失われた命に捧げられるのは、もはや祈りでしかないことに彼は気付いたのではなかったか」と書く（p452）。「そして、あれほど怨み呪った幼い日々の思い出を、小説へと昇華させることが出来た。…（略）…たとえその終着駅が処刑場であったとしても、彼は独房の中で、ひとりの人間として残された"命"を生き切ったのではなかったか」とも。

「そうかもしれませんね……、あの笑顔[註41]を見た時は、やはり面接は、精神鑑定とはいえ、治療的だったと思ったんです。最初の時と比べて血色がよくなって、表情も本当ににっこり笑っているでしょう……。あの顔を見た時ね、ああ本当に良くなったと思ったんですよ。

お互い、全身でぶつかり合ったんです。それは並大抵じゃ

註41 ●今もインターネットで見ることができる「永山の笑顔」は、石川医師が撮影したものである。この笑顔こそ永山が人間として救われたことの証に違いない。

なかったですね。…（略）…あの時、彼の人生と私の人生が、うまく一致したんでしょう。でなきゃ、こんなに詳しくはできないですもん。共感するところが、どこかあったんでしょうね」（p453）

石川医師の述懐である。

「なぜ？」と直接尋ねてほしかった

ここまで読み終えて、最後に私が思ったことを書く。

石川医師に問いたい。永山が「自分の鑑定じゃあないみたい」と言ったのを伝え聞いた時、永山に、「なぜ？」「どうしてそう思ったの？」と尋ねてほしかった。「ぼくは君を「尊厳ある一人の人間として理解したい」と思って面接していた。だから、君の実像に近づけたと思っている。それに対して、鑑定のどこが、何が違うと思ったの？」と。

そして、堀川に話したように、自分は「二人は共感しあえた」と思っているということを伝えてほしかった。石川医師自身もそうしたかったのではないか。それなのに、なぜ尋ねなかったのだろう？

精魂込めて鑑定書を作成したのだから、聞く権利はあると思う。そして、永山にも「真実の鑑定」を求める権利はあると考えれば、とことん話し合って、誤解を解いてあげるべきではなかったのか。石川医師の努力や誠実さが永山に届いていないはずはない。もし、そうしていたら、永山はどう答えただろう？

永山が鑑定を否定した理由について、堀川は、鑑定書の分析に記載された、「被害妄想」「脳の脆弱性」「パラノイア的」「神

経症兆候」「精神病に近い精神状態」などの言葉が彼の自尊心
にふれた可能性を指摘しているが、二審を担当した大谷弁護士
は「彼が石川鑑定に反発したのは、自分は毅然と世の中に立っ
ていたいという自負があったからだと思います。しかし精神科
医である石川さんは、そこの所は避けて通れない。本人がいく
ら傷ついても指摘せざるを得なかった。自分が社会に屹然と問
題提起をする立場を維持することと、石川鑑定を認めることと
は、必ずしも矛盾しないのですが、彼には病的なことへの抵抗
感が強くありましたから。そのことは彼の裁判で最後まで尾を
引きましたから……」と述べている（p426）。

　永山は差し戻し審において弁護団がすすめた三度目の精神鑑
定を拒み、その後すべての弁護士を解任している。なぜ？ 私
はそこが気になっている。

　永山に、自分を気づかい、わかろうとする人がいることが、
どのように伝わっていたのだろうか。それが、「三次鑑定を受
けるエネルギー」を醸し出させる可能性はなかったのだろうか。

　石川医師は、永山が小説を発表する度に、小説の内容と鑑定
書に書いたことの事実関係を確認している。その結果、自分
が「鑑定書に書いたこと」と「小説に書かれたこと」とは違っ
ていなかった。つまり「分析に用いた情報の事実関係」に誤り
はなかった。とすると、石川医師と永山とでは、「これは自分
の鑑定じゃあないみたい」という言葉の意味が違うのではない
か？ そう思えてならない。

　鑑定書はあくまでも鑑定目的に沿って書かれるものである。
視点も表現も永山本人のありのままをなぞったものとは違う。
だから、永山が法律用語、医学用語で書かれた鑑定書を読んで、

V　人間の真実

「違う」と感じるのは無理もないことのように思う[註42]。

　誤解は解かれるべきである。そして、石川医師から永山に、生き直した永山に対する印象と、石川医師自身にとって永山の鑑定に携わることがどのような意味があったのかということを伝えてほしかった。

何にも替え難い力

　あとがきで、堀川は「日本の司法の在り方」に対する懸念を述べた上で、「被告人に全身全霊で向き合い、結果として治療的であった石川医師の試行錯誤には、事件について本質的な洞察を深めるためのヒントが随所にちりばめられています。核心を衝いたその取り組みは、司法の場であまりにも軽んじられましたが、それを生かしていくのに手遅れということはないはずです」と書いている（p467）。また、取材を通して直面したのは、家族というテーマだった。最後に堀川はこう述べている。

　　ようやく少年の心の闇に少しふれることが出来たように感じています。人間として生きていくための基盤となる家族、そして、その絆を失った人たちへの第三者のまなざしこそ、取り返しのつかない犯罪への一歩を止める何にも替え難い力になることを確信しました。（p468）

註42 ●私は、学生から患者とのコミュニケーションについて相談された場合、急がない限り、プロセスレコードにして提出させていた。「二人が語りあった言葉」を、別の抽象的な言葉に言い直して相談されても、当事者の思惑と場の雰囲気や変化は伝わらないからである。

万一、特別な事情があって発達課題が充足できなかったとしても、誰かが寄り添ってくれれば、必ず生き直すことができる。永山則夫と石川義博医師との対話（面談の記録）は、それを教えている。

＊

　本書が書かれたのは10年以上も前のことだが、今もいじめや虐待、差別はなくなっていない。家族の形態も機能も多様化するなかで、「貧しさ」もさまざまに形を変えて今・現在の物語が生み出されている。

　そういえば、京都アニメーションの放火殺人事件（2019年）の犯人も、「世の中には、自分に優しくしてくれる人もいる」ことを知り、「他人の私を全力で治そうとする人がいるとは思わなかった。病院のスタッフに感謝している」と話したらしい。看護師は相手がどのような人であろうと差別せず、健康に支障があれば懸命にケアする。

　ケアには様々なはたらきがあるようである。堀川による「何にも替え難い力」という言葉をかみしめたい。

エピローグ

　先日、ポストを覗くと一通の封書が入っていた。差出人の名前は元上司Bさんの旧姓で、住所が書かれていない。胸騒ぎがして、急いで封を開けた。書面には、「…（前略）…、姉が〇月〇日未明に他界しました。数日前から、点滴が入らなくなって心配していましたが、苦しむこともなく、安らかに旅立ちました」とあった。本人からは他言しないように言われていたが、遺品を整理していて私からの書状が見つかり、私には知らせるべきだと思い、ペンをとられたという。突然の訃報はショックだったが、苦しむこともなく、安らかに旅立たれたことを知って安堵した。自宅で看取った母の最期を思い出したからである。母も、同じように点滴が入らなくなった後、「親子の別れや。なんか美味しいもの食べよう」と話した10分後くらいに、眠るように旅立ったのであった。

　スウェーデンでは「口からものを食べられなくなってから、約2週間でみとられている」そうである（毎日新聞、2015年5月24日、時代の風、元総務相：増田寛也）。「βエンドルフィンというホルモンの分泌や血中のケトン体の増加により、むしろ呼吸が楽になり、痛みや苦しさが減る」「人間の体は、枯れるように穏やかに最後を迎えられるようにできている」ということを読んだとき、改めて人間の生命システムの不思議を思い、素直にうなずくことができた。「点滴が入らなくなって」は、必ずしも血管の確保ができない（点滴針を留置できない）ということ

ではない。点滴針はなんとか留置できても、輸液が体内に流入していかないのである。母の場合、点滴針を留置している上腕の下に敷いていたタオルがいつの間にか濡れていたことで、私はそのことに気づいた。もう皮膚も血管も細胞膜が破れて機能していないように思えた。が、それでも母は普通に会話ができていた。今では、そのような「安らかな終末期」の知識は常識になり、Bさんの弟さんもそう知らされていたのであろう。

　Bさんは、私が大学附属病院で最初に勤務した整形外科病棟の看護師長（当時は婦長）だった方である。私は拙著『臨床看護面接』の冒頭で、大腿骨肉腫が肺に転移したG君から、「誰にも尋ねられないので答えてほしい。人はどのように死んでいくの？」と尋ねられた体験を書いている。母親の願いでもあったG君の外出の案内役を買って出、神戸の街を見て「楽しい時間」を過ごしてもらいたいとだけ思っていた私に対して、彼の問いは「真剣」だった。自分の死を想像し、「苦しいのだろうか」と聞き返されたとき、私は「意識がなくなるから、苦しくはないと思う」と言い逃れた。ところが、ターミナル期に入ったG君は「苦しいやん」と訴え、私はただ「ごめんね」と謝ることしかできなかった。いま、これを書きながら、私はG君が苦しんだことが気になっている。なぜなら、終末期の母の肺はうっ血性の肺水腫だったので肺の呼吸面積はG君よりも深刻だったと思う。にもかかわらず母もBさんも穏やかに逝った。肺に転移があるからといって苦しむとは限らないのではないか、と。暴論だろうか？

　G君は死が間近いことを察して「怖い」と言っていた。なのに私はそれに応えてG君の気持ちを尋ねることをしなかった。

「怖いのだから、触れないほうがいい」と思い込んでいたのである。G君は自分一人で耐えていたに違いない。もし、私がその今の気持ちを尋ね、聞き役になれていたら、G君は少なくともその時、孤独ではなかっただろう。口惜しさと怒りを思い切り吐き出して、穏やかな最期を迎えられた可能性だってある……。

　私がG君の外出に同行することに同意し、外出許可をもらってくれたのがBさんだった。G君の病状を考えれば、外出途中に不測の事態が起きるかもしれず、新人の私では対処が難しい。なのに……BさんもG君のことを思いやる気持ちは同じで、もしもの時は自分が責任を負うつもりで送り出したのだと思う。

　それ以外にも、Bさんには印象に残っていることがたくさんある。私が牽引装具などの改良を提案した時、Bさんは看護部長や事務長と交渉して試作のための予算を確保し、協力してくれた。私は使いやすさを優先したが、Bさんは患者の安全と安楽にこだわっていた。試作品は厚生省主催のコンテストに入賞した。Bさんは若輩者の無謀な提案でも、却下せずに挑戦の機会を与えてくれるような人だった。私は、「恰好いい！」Bさんに憧れた。

　患者を一人の人間として理解・看護することの大切さを教えてくれた最初の人だった。「病気なのだから……」とか「入院中の不自由は仕方がない」とか考えて我慢を強いる人が多かったなかで、Bさんは違っていた。私が車いすでの散歩や洗髪、足浴などを頻繁に行なうようになったのも、体動制限のため基本的欲求を満たせない患者のことを気づかうBさんの影響が

大きい。

　当時（1960年代、60年以上も昔になる）、看護は3K（汚い、きつい、危険）などと言われて、社会的には評価の低い職業だったように思うが、私は、そんな仕事をつまらないとか嫌だとか思うことは一度もなかった。洗髪も足浴も積極的に行なっていた。患者に「気持ちがいい」と喜んでいただけるのが嬉しかったし、終わった途端に生き返ったような表情をされるのを見て、ナイチンゲールにならって「生活行為は生命力の消耗を防ぎ、生きる力を高められる」と思った。真っ直ぐにそう思えたのも、Bさんというロールモデルがいらしたおかげである。

*

補遺-1

「母の死で見つけた私の夢」と題する投稿を目にした（毎日新聞、みんなの広場、2024年7月8日）。投稿の主は看護学校生、島方萌夏さん18歳（以下、Sさん）。一度も夢を持ったことがなかったSさんが、高校2年生の夏、病院で闘病生活を送る母親に付き添って祈ることと泣くことしかできずに落ち込んでいた時、「看護師さんたちが「あなたの後悔が少しでも減るように」と母のケアを一緒にやらせてくれました。忙しい中、母だけでなく私の精神面のケアもしてくださる姿にとても感銘を受け、私は看護師になるという夢を持つようになりました」と書いている。そして悲しみを夢に代えたSさんは看護師になる。母親のケアを「一緒にする」という看護師たちの提案は、まさにケアリングとなって功を奏した実例であろう。記事が掲載された後、いくつかの反響があった。「おかあ様の命が娘の夢に変わったこ

とに泣きました」という元看護師、Sさん同様、他者から受けた親切をきっかけに看護師を目指すという高校生など、ケアリング体験は伝染するようである。

　私は本文で、それとは反対に、ケアリングにならない「看護計画」について書いた（☞計画してはいけないこと、p161〜）。同じ「喪のしごと」を意図しているのに、それがケアリングにならないのはなぜか？　Sさんの場合と比べてみることで明らかになると思えた。

　Sさんの場合、スタッフたちは、母親の側で泣いているSさんと日常的に会話し、Sさんを慈しむ気持ちが生まれ、母親が亡くなられた後のSさんを案じ、自分を失わずに元気に生きてほしいと願った。Sさんとは日々接し、親密な関係を保っていたから、「母親の役に立たず、悔しい」と思うSさんの気持ちに気づき、「一緒にケアをする」という方法が浮かんだのであろう。スタッフたちは日ごろから喪失体験に注目し、看護師にできるケアを心掛けてもいたと思う。一緒にケアをしたのは１回だけではない。スタッフたちは入れ替わり、毎日一緒にケアをしながら、Sさんの反応を確認し、随時、適切な応答をしていたに違いない。そうした皆の思いが「グリーフケア」になってSさんの悲しさや無力な悔しさを夢へと変える力になったのである。

　それに引き換え、「計画してはいけないこと」として私が仮に描いたケースでは、当事者の個性や独自性、人間性を知る個人情報がない。「その人」を思いやる悲嘆のケアは、どのようなことがあって心配なのか、看護師が交わした会話の折りに感じた気がかりなど、スタッフ間で話し合い具体的な事実を共有

していなければ考えられない。つまり、その人に対する「理解的アプローチ」が前提にないところで、チームで計画することなどあり得ない。

　悲嘆についての理論的知識に「もとづく」ことでケアリングが可能になるのではない。その人を知るかかわりのなかで生まれる、感情を伴う「思いやり」が出発点であることが忘れられてはならない。

　さらに言えば、その「思いやり」は人間の自然であり、私が理想とする「虹のような看護」（☞自然体が理想、p29）の根拠（原動力）でもあるだろう。ただ……、その「思いやり」は、果たして理論化できるものなのだろうか。

補遺 - 2

　在職した看護学科（当時は短期大学部）で、教育の理念として「ヒューマンケアリング」が文章化された際（1989 年）、私は臨床看護学概論を担当しており、講義では当時名のある理論家たちによる理論を紹介していた。しかし、その知識が臨床実習で活かされるようには思えなかった。抽象度が高い理論だけでケアリングの魅力を伝えるのは難しいのではないかと思い、受け持ち患者一人ひとりの事例に則して、具体的に事実をもって理解する以外にないとしか考えられなかった。それが今回、長い間そのままにしていた「学生からもらった宿題」を思い返し、考えをめぐらせてきて、「事例に頼ることの限界」にぶつかってしまった（☞ p172~）。確かに、「わかる」ということの前には、何をわかりたいのかという問題意識がある。その問題意識の意味を明らかにするのが理論であり、理論がそのように

エピローグ

「活かされる」ことについては納得できた。その意味で、理論軽視に走ることは戒めなければならない。

しかし、理論が先にあって、それに従って看護があるのではない。看護という行為は、理論以前に、人間的な営みとして認められるべきものなのではないだろうか。ケアリングはそこに生まれるのであって、理論の意味づけを待つまでもない、という思いも否めない。臨床実習の第一義は、学生に理論の適用を学ばせることではない。

「個別の状況やニーズに応えたい」「最善の看護をしたい」という看護師の主観（意図）にもとづく倫理的な実践であれば、どのよう方法であってもいいのではないかと思う。その評価や意味づけはその後のこと。もちろん、看護教育はそれなくしてはあり得ない。そう考えると「鶏が先か、卵が先か」になってしまうが、私としては、看護師はそれぞれに自分なりの「ケアリング」を実践する主体であるということを出発点に据えたいという思いが強い。私には、それぞれが「ケアリング」だと思う事例を発表し、それをもとにケアリングのあれこれを考えていくという方法しか思いつかなかった。理論との関係で言えば、「・・・・とは何か」の前提として事例が置かれるべきであり、その事実の共有こそがもっとも重要なことと思われた。

いずれにしろ、「ケアリング」という言葉への関心が共有される必要があり、理解を深め、わかり合うための議論を交わすためには理論が求められる。すなわち「ケアリング学にも、事例と理論の両輪が必要なのである」（☞ p177）という結論は変わらないのであるが、私自身は、今も理論的な説明に向かう気持ちにはなれないままである。

239

自分の能力不足に起因する苦手とか不得手とかいう意識だけ
で済ますのではなく、理論ではなくて「事例に頼るしかない」
と思われる私なりの理由があったはずで、私としては、それを
明らかにしておきたいと思うのだが、それができていない。
すっきりとすべてが解決したわけではない、ということを正直
な気持ちとして付け加えておきたい。

＊

あとがき

　1960年から2001年に退職するまでの間、私はずっと看護や
教育に従事してきた。看護師・教師としての日々は私の人生そ
のものであった。そして現役を退いて久しい今も、何かにつ
け、私は看護師として、また教師として思ったり考えさせられ
たりしている。それが、そのまま書名となった。私の思考力で
は「思索」と言えるほどの追究にならないという限界にぶつか
り、読者に読んでいただける本の「原稿」を書くことについて
は、挫折を繰り返した。それでもめげずに書き続けることがで
きたのは、私の「しつこい」性格もあるが、看護には、これま
で看護学として学ばれてきたこと以外にも、語られるべきこと
がたくさんあるという思いは変わらなかったからである。看護
という営みそのものに、それだけの豊かさと深さがある。その
ことが少しでも読者に伝わったならば本望である。

　原稿の元になったのは、私が長年書きためていたメモ書きで
ある。それをWORDで起こした草稿をすぴか書房の宇津木さ
んに送らせてもらったのは、もう記憶が薄れるほど前のことに
なる。とりとめのない話題を未整理なまま送りつけられて、読

まされたほうは、さぞ迷惑なことであったろう。そういえば、家族に「時々、思い付きで考えが変わるから困る」と言われていた。

　宇津木さんは、本にするのは難しいと言われたが、感想も返してくれ、一言でまとめると「看護学のあり方に対する問い直し」という問題意識につながるように思うと言って、コメントとともにいくつかの課題を提案してくださった。それを受けて、その後も書き直したものや、新たに触発されたテーマで書き起こしたりしたものを、まとめて何度か送らせていただいた。読んでもらえるだけで十分ありがたいと思っていた。ところが、数年を経たある日、「本にしましょう」という提案を受けたときは驚いたが、私のほうに断る理由はなかった。書かれた分量の「厖大」（宇津木氏の表現）さが、編集者を動かしたらしい。もちろん、いくら厖大でも原稿として使えなければ本にはできない。仮の目次案を立て、新たな原稿を書き下ろす計画で再出発した。それからでも10年近く経つ。計画どおりにはいかず企画は何度も練り直された。「プロローグ」が原稿になったのが2021年11月。全体の構想が定まったのがその頃で、そこからはひたすらゴールに向かうだけであったが、平坦な道ではなかった。

　観念的な考えが苦手な私が書いたことは、ほとんどが過去の記憶ファイルにある事例に照らして確かめるというかたちになり、その事例は状況をまるごと伝えたくて、要約の少ない長い作文になった。それを、宇津木さんは「リアル感がない」と評された。事例を読めば「リアルな事実」として理解されると思っていた私は、どう受け止めたらいいか戸惑った。それ以外に

241

も、返されたコメントが了解できずに意思の疎通を欠く悩みを抱えたこともある。「ケアリングの実践例を伝えることで、看護師の役に立ちたい」という意図を伝えたときには、「著者の意見など聞きたいと思ってはいません。読者は自分で考えたいのです」と言われた。「それはそうだ」と納得したのだが、だからといって、私は、どう書けば「読者を考えさせる」エッセーになるのかわからない。読ませる、考えさせる原稿を書くのは、私には難しいことだらけだった。「没」になった原稿は数知れない。しかし、そんな悩みに沈んでいると、不思議とタイミングよく、考えるヒントになるような文献に出会ったり新聞記事が目に飛び込んできたりすることがあった。例えば、当時の「コロナ禍」における出来事を取り上げたことは、「リアル感」を伴う問題提起ができたように思う。

　書けない自分が情けなく、もう諦めようかと何度も思ったが、看護のために「いい本を出したい」という編集者の思いは疑いなく、ひしひしと伝わっていて、看護への熱い思いでは負けるはずのない私が、逃げるわけにはいかなかった。その都度、精神のエネルギーをもらっていたのだと思う。

　これも偶然のタイミングだが、先日、「文章は書くというより読まれるもの」という言葉に出会った（若島正による、高橋秀実著『ことばの番人』の書評、毎日新聞、2024年10月12日）。著者（高橋）は、文章は優れた読み手である校正者との「共同作品」で、「世の中には優れた書き手などおらず、優れた校正者がいるだけではないか」とまで言い切る、とあった。私は編集者や校正者に対する知識がなかった。宇津木さんに対しては「看護界に精通し、看護に熱い思いを抱く出版者」で「頼りになる存在」と認識

していただけである。ふと、負担をかけていることを詫びる私に「編集者の役割ですから、遠慮はいらない」という意味のことを言われたことを思い出した。

その本を宇津木さんは早々に読まれていて、私の話を聞くとすぐに送ってくれた。早速読んでいくと、原稿は「誰かに読んでなおしてもらえばいい」と言っていて、出版社の編集者、校正者が読んで「赤字をいれてくれる。それを見ながら文章を直し、整えるのだが、そこで初めて「私」に気づいたりするわけで……」というのが「共同作品」と考える理由であった。また、彼らは「文章を読むだけでなく、不特定多数の一般読者はこれをどう読むか、ということも読む。自分だけでなく、一般的な読みまでも読み込むわけで、その視点が入ることで文章はひとりよがりを脱し、公共性や社会性を帯びる」と重要な指摘をしている。文章は、ちょっとした違い、つまり「句読点をひとつ入れる」「言葉の順番を変える」「修飾語と修飾される語を近くにする」だけでわかりやすくなるというところでは、私も深くうなずいた。わずかな修正で文章が蘇るのを何度も目の当たりにしていたからである。

「直すわけですね」という著者の直接の問いかけに、校正者は「何かやらかしているんじゃあないかと、疑いを持ちながら読みます」「間違いのないものを世に送り出したいんです」と答えている。ここでも私は宇津木氏を想像した。（私が調べて書いた）私の原稿の事実関係を確認し、誤字脱字を校正するために何度も原稿と照合し、読み返してくださっていた。原稿の欄外に「意味を変えないで、このように書き直してみました。要確認」と添えられていた。私は、（自分でも信じられないの

だが）引用文献を書き損ねていたり、句読点を違えていたり、いろいろと「やらかしていた」のであった。読者は、私がはじめからこう書き進めたようにとったであろうが、実は「共同作品」なのであり、影の存在によるところが大きいのである。私はそのことを体験していたのに、出版における編集者・校正者との役割関係を考えたことがなかった。この本にあった「文章は書くより読まれるもの。読み手頼みの他力本願なのだ」という言葉が、私にグサッと刺さった。

　書き直して送った原稿が、「それはいただけない」と言われてしまい、「私を理解してくれていない」と恨めしく思ったこともある。それがもっともしんどい時だった。ただ一つの救いは、「理由もなく駄目出しをされるはずはない」と思えたことである。反論するよりも、コメントを活かす努力を重ねた。そして、今は「書くことで成長できた」と思っている。

謝　辞
　私は、看護にも教育にも飽きたことがない。看護も教育も人が人とかかわることであり、かかわりの中で人は変わることができる。その変化をもたらすもの、すなわち「ケアリング」の事実を、科学的な説明だけで済ますのはもったいない。私が「事例」を思い出すのは、過去を懐かしむためではなく、新しい発見を伴って現在の私を刺激してくれるからなのである。看護も教育も、汲めども尽きぬ思索の宝庫である。そのことはおそらく、どんな仕事でも生きがいとして携わった仕事なら同じなのだと思うが、私は、そのような仕事に携わることができた自分の人生を幸せに感じている。

エピローグ

　本来なら、書きながらもっと反省したり、落ち込んだりしてもいいはずなのだが、今はなぜかそれ以上に、出会った人々に感謝し、満ち足りた思いが勝るのである。多少の困難にはへたれないで生きる力、ささやかなことにも幸せを見つけて生きる力が備わったようにも思う。今年86歳になる私が、残された時間を生きるのにこれほど心丈夫なことはない。

　最後に、本書を刊行するついて、多くの方のご指導・ご協力をいただいた。この場をお借りして、御礼を申し上げる。

　私に宿題を与えて、貴重な学びの機会を与えてくれた学生たち、「卒業論文」の指導を担当したWさんをはじめ、臨床実習や受け持ち患者との面接を一緒にして、看護の悩みを語り合った学生たちにも御礼を言いたい。私の未熟さのせいで、いろいろと迷惑もかけたが、あなた達からたくさんのことを気づかせてもらい、私は看護教師として充実した時間を過ごすことができました。多くの先輩や学生たちと出会い、教えを受け、支えられて、充実した看護師・教師生活を送れました。ありがとうございました。

　　2025年 正月

　　　　　　　　　　　　　　　　　　　　細川　順子

■著 者

細川 順子（ほそかわじゅんこ）

略歴：兵庫県生まれ。看護師。神戸大学医学部附属病院婦長（当時）を経て同附属看護学校専任講師（1980 年）。以後、看護教員として神戸大学医療技術短期大学部講師、助教授、神戸大学医学系研究科看護学専攻教授（1999 年）。2001年退職。現在フリー。大阪教育大学大学院教育学研究科修士課程修了。

著書：『臨床看護面接──治癒力の共鳴をめざして』（すぴか書房）

☆

2025 年 3 月 15 日　　第 1 刷発行

看護と思索

著者　細川順子

編集及発行者　宇津木利征

発行所　有限会社すぴか書房

〒 351-0114 埼玉県和光市本町 2-6 レインボープラザ 602
電話 048-464-8364　FAX 048-464-8336
http://www.spica-op.jp
郵便振替口座 00180-6-500068

印刷・製本　日本ハイコム

DTPソフト　In designCS5.5
フォント　イワタ明朝体オールド、ゴシック体オールド
用紙　メヌエットライトクリーム79.1 g／㎡、モデラトーンGA｜スノー
タント｜O-68、バミス｜白、バミス｜雪

＊本書の全部または一部を無断で複写複製することは、著作権
法上での例外を除き、禁じられています。複写を希望される場
合は、必ずその都度事前に、発行者 (所) に連絡して許諾を得て
ください。スキャニング、デジタル化は一切認められません。

© 2025, Printed in Japan
ISBN978-4-902630-33-6

★すぴか書房の本

臨床看護面接 治癒力の共鳴をめざして

細川 順子 　　　　　　　　A5判　240頁　2,750円（税込）

たしかな看護の記憶——面接の記録から患者と看護師のこころ模様と葛藤がよみがえる。人は対話をとおして自ら変わることができる。「患者は彼らを知ろうとする人の在りようによって、さまざまな姿を現わす。読者も、自身が出会った患者と自身を（本書のエピソードに）重ね、患者や私と対話し、あれやこれやを考えてほしい。」（著者）

ケアリング プラクシス
マーガレット ニューマン拡張する意識としての健康の理論と看護実践・研究・教育の革新

編著 キャロル ピカード　ドロシー ジョーンズ
監訳 遠藤恵美子 　　　　　　A5判　344頁　4,950円（税込）

理論的であることは、すなわち実践的である。理論がケアリングあふれる実践を導き、探求への問いとなり、変革のプロセスを導く、理論・研究・実践の統一体＝praxisの実例集。ケアリングの"典型"が随所に。ニューマン、ワトソン、ロイとが理論の将来を語り合った記録を収載。

身体へのまなざし ほんとうの看護学のために

阿保 順子 　　　　四六判（上製）　169頁　2,750円（税込）

こころとからだ、あるいは主観と客観の二分法は、科学のための便法に過ぎない。人は心身一如たる身体として生きている。臨床は身体的な営みの場。それを捨象した看護学は不毛である。著者があたためてきた身体への関心を看護学基礎論として世に問う——看護の神髄に触れる思索。「私自身のほんとうの関心にしたがうことが、看護学の可能性をひらくことにつながるという確信だけはある。」（著者）